感知与呼吸

高效训练盆底肌必读

主编 ✦────── 谭快玲 李翠英 祖月娥

中南大学出版社
www.csupress.com.cn

作者简介

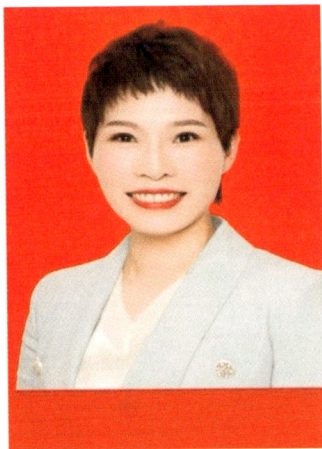

　　谭快玲，女，1978年出生，副主任医师，长沙市妇幼保健院盆底与产后康复中心主任副主任；中国康复技术转化及发展促进会专家组委员及湖南省女性整体康复分级诊疗专家组负责人，中国医药教育协会妇产康复技术与管理专业委员会委员，湖南省妇幼保健与优生优育协会女性盆底功能障碍性疾病防治专业委员会委员，湖南省中医药与中西医结合学会青年委员；擅长尿频、尿急、尿失禁、盆腔器官脱垂、性功能障碍、慢性盆腔疼痛、孕期耻骨联合分离疼痛、梨状肌疼痛、骨盆疼痛、骶髂关节紊乱疼痛的治疗，对月子病、更年期综合征、产后盆底肌康复、骨盆康复有丰富的临床经验；主持省级课题多项，其中创新课题1项，参与国家"十四"五科研协作研究4项；2017年获"全国盆底功能障碍性疾病防治项目优秀个人"奖；近5年来发表核心期刊论文10余篇，SCI论文3篇。

编委会

在进行盆底肌训练时，只要掌握了原理与方法，就会简单。有些人的盆底肌松弛，有些人的盆底肌过度紧张，盆底肌的结构与功能体现了生物力学的法则，甚至有些从事盆底肌康复训练的专业人员也缺乏对盆底肌的正确认知。在盆底肌康复过程中，如何指导患者通过正确的方法进行有效的训练，是每一位医生、康复治疗师需要掌握的知识。

如果我们通过提升对本体感觉的认知，将动作与想象训练，以及呼吸协同相结合，就能促进训练者将动作在大脑里进行想象，唤起训练的感觉。通过多次的动作表象，能提高患者的心理稳定性，快速掌握训练方法。我们带动患者对盆底肌进行良好的感知，使患者清楚地了解各肌肉的功能，以便训练者能够很好地进行收缩与舒张盆底肌。为了解决盆底肌松弛的相关问题，如盆底协调性、子宫脱垂、尿失禁、疼痛都能解决，本书主编经过多年的盆底功能障碍性疾病诊治临床实践，将修复盆底肌的各种方法进行总结与融合，分享给大家。本书适合从事盆底肌康复训练的专业人员阅读以提升其临床诊治能力，也适合那些希望将盆底肌功能锻炼得更好的女性朋友阅读，以缓解其盆底肌的相关症状。

目录

第一章

盆底肌高效康复训练需要做到哪一些

通常我们在进行盆底肌锻炼时，习惯性地在静态下进行训练，这对盆底肌受到损伤的女性，往往效果是不理想的。近年来，在兴起的盆底肌保健热潮中，不管是健身机构还是康复医疗机构，大多数也是以静止的力量训练为主。我们可以通过呼吸协同，借助 WAFF 气垫运动时的感知与想象训练、动态训练，能够更好、更快地使盆底肌重获弹性和力量。盆底肌的高效训练可以实现以下目标：增强身体的感知能力，重获弹性和力量。下文我们将介绍这套健康、高效的盆底肌训练方法，以帮助更多的人迅速掌握该方法，解决盆底问题。

第一节 本体感觉与想象训练

在进行高效盆底肌训练的前期，我们需要了解什么是本体感觉、运动想象训练、呼吸运动相关的知识。在了解这些知识的基础上，我们才可以通过呼吸运动结合本体感觉、想象训练使盆底肌得到锻炼，以便其更好地发挥作用。

▶ 什么是本体感觉

在运动康复领域，本体感觉是指那些由关节、韧带、肌肉、肌腱等运动器官产生的，无须视觉、触觉等参与的感觉功能。为什么要进行本体感觉训练？因为本体感觉训练常常应用于运动器官和神经组织损伤后的康复训练，可以让新生的组织及本体感受器获得学习和"磨合"的机会。这种本体感觉训练可以被很好地应用于孕期与产后导致的盆底肌损伤训练中。

▶ 感觉训练的必要性

我们在本书中提供的训练可以提高训练者对盆底肌的感受能力。妊娠时胎儿对盆底肌的压迫及产道分娩、侧切、缝合，都会造成产妇本体感觉受损、功能障碍。如果训练者不能全身心地进行感觉训练，哪怕其盆底肌肉再强壮、再灵敏，也难以收放自如，从而不会有效地修复盆底肌。只有感知到盆底肌的不平衡和薄弱，那些盆底肌松弛的人才会采取必要的手段改善盆底肌。不包含感觉训练的盆底肌训练就好比飞机"盲降"，所谓"盲降"，是指飞行员仅仅依靠外界指令操纵飞机的降落。如果这些外界指令是正确的，飞机通常能够安全着陆；但是，如果这些外界指令出现混乱，甚至是错误的，飞行员就可能做出错误的操作。所以，再好的外界指令也不能取代自己的眼睛和头脑。因此，要想使盆底肌训练卓有成效，必须首先进行感觉训练。配合着感觉的运动将令人愉悦，会使人享受训练过程，这样一定比怀着"我不得不训练"的想法或强迫训练的效果好很多。

▶ 运动想象训练疗法

运动想象训练疗法是指为提高运动能力而进行的反复运动想象，不需要任何运动输出，只需根据运动记忆在大脑中激活这一活动的特定区域，从而提高该运动的效能。

想象训练可以调节肌肉，延缓肌肉萎缩，甚至可以增强肌肉的力量。布莱恩·克拉克（Brian Clark）的研究表明，当一个人出现健康问题或者行动受阻时，想象锻炼可以有效防止或者减缓肌肉的衰退，可以帮助人们进行神经康复治疗，还能控制衰老对肌肉的影响。

第二节 了解什么是肌丝滑行学说

肌丝的相向滑行与相背滑行如图 1 所示。

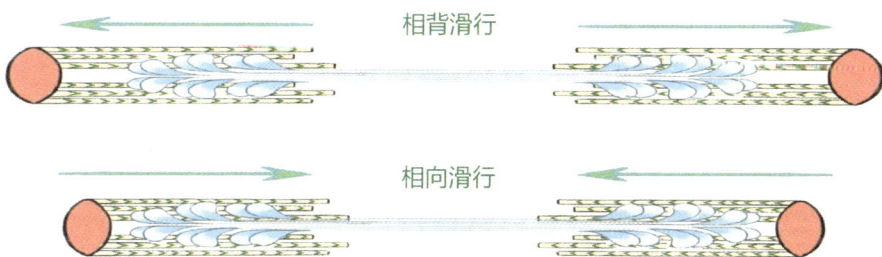

图1 肌丝的相向滑行与相背滑行示意图

当我们想象肌肉运动时，注意力的集中程度与关注的位点是否正确、具体由哪里引发运动都很重要。简单来讲，进行盆底肌锻炼时，即我们常常说的 Ⅰ 类肌（慢肌）训练，我们要集中注意力想象是哪一块肌肉，从哪一个点向哪一个点进行运动。这种想象可以使训练事半功倍，这些想象中就包括了肌丝滑行的想象。我们要把肌丝滑行运动转化到大脑里形成画面，这样对我们的训练是非常有帮助的。

肌肉由成束的肌纤维组成，肌纤维就是肌细胞，这种细胞含有大量的蛋白质长链，即所谓的"肌丝"。肌丝分为粗肌丝和细肌丝，若干条粗肌丝和细肌丝有规律地平行排列成肌原纤维。肌肉收缩通常发生在肌肉内部，细肌丝沿粗肌丝的相对滑动使肌肉在宏观层面上发生收缩，但肌丝本身并没有收缩。细肌丝向肌肉中央滑行（相向滑行）时，肌肉的两端会相互靠近，肌节间距缩小，整块肌肉也就缩短了。而肌肉伸长就是细肌丝从肌肉中央向两端滑行（相背滑行）。肌肉收缩并不是肌肉蛋白质本身的缩短，而是细肌丝在相向滑行，所以这种运动叫作肌丝滑行。这种构造的好处在于，在强烈收缩甚至收缩到最短时，肌肉也不会丧失灵活性和弹性。很多时候，人们没有经过指导就进行盆底肌训练，通常会做一些"夹紧"或"绷紧"肌肉的训练。这样的运动是不行的，而应在训练的始终想象肌肉深处的细肌丝发生相向滑行。

第三节　肌丝滑行想象练习

在整个肌丝滑行想象练习过程中，通过正确感觉与想象，我们可同时获得肌肉力量、灵活性和放松肌肉，不但能节省锻炼的时间还能保护关节。例如，髋关节的灵活性练习：竖直站立，双脚与肩同宽，两只手分别触摸右侧髋关节和尾骨，感觉双手所处的位置，想象二者之间的联系（即右侧髂尾肌），想象一股能量从右侧髋关节释放，沿着右侧髂尾肌流向尾骨，此时连接二者的髂尾肌内部的肌丝在相向滑行。这股能量不仅提高了右侧髂尾肌的张力，还使右侧髂尾肌变得更加柔软和富有弹性。这股能量令右侧盆底更加放松，从而提高了右侧髋关节的灵活性。短暂休息后，请想象尾骨和右侧髋关节在远离，右侧髂尾肌内部的肌丝相背滑行。重复上述过程若干次，然后比较骨盆两侧的感觉。交替抬腿，通常来说，你会发现两腿在灵活性和站立稳定性方面存在差异。下文会详细讲述配合呼吸的协同训练，肌肉训练的效果会更佳。

第四节　什么是弹性的力与流动的气

　　气球想象练习真的有效吗？那是当然，因为当我们带着正确的想象进行训练时，不仅能使肌肉获得放松，还能增强肌肉力量，而这正是盆底肌所需要的"弹性"力量。如果盆底肌过度紧张，会造成便秘，以及脊柱和双腿的活动受限；如果盆底肌过于松弛，则会导致尿失禁、脏器脱垂。分娩过程更需要盆底肌既弹性十足又结实有力。气球想象练习能改善身体的知觉和本体感觉，从而提高身体的灵活性，促进血液循环。通常在进行盆底肌锻炼时，需要先感知盆底肌与腹部肌肉，想象腹部与盆底可以 360°打开。这样的想象能更好地让盆底肌与腹部肌群收放自如，富有弹性。

　　所谓气，是指运行于天地之间，维系万物生命的能量。气的运动称为气机。运动不息，流行不止，变化无穷是气的基本特性之一，升、降、出、入、聚、散是气运动的基本形式。如果气不足，身体功能就会下降。气的畅通和洁净对身体健康也很重要，气在体内细微的通路中流动，这些通路叫作经络。经络连接着五脏六腑，是全身能量传递的网络，其中一些与盆底相连。如果想让位于盆底的根轮受到滋养，盆底必须流动着能量充沛的、纯净的气，如图 2 所示。

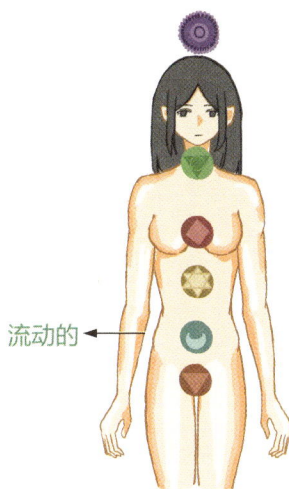

流动的

图 2　人体流动的气

第五节 了解气的净化想象练习

请想象在我们的体内，众多能量(气)流川流不息，它们令身体愉悦且舒适，身体的每一个组织、每一个细胞都受其滋养。想象这些能量在体内畅通无阻地流动着，所有障碍都在消融。想象着在我们的一呼一吸之间，这些能量都在被净化，颗粒杂质都在被去除，能量因此而变得纯净、清澈。请时刻怀着这样一种期待：意念可以净化我们的能量流，令其更加纯净、平衡。

气的净化想象练习，如图 3 所示。双手摩擦至热，然后两手掌心相对，相距约 10 厘米；再将注意力集中于两手之间，令两手稍稍分开再稍稍靠拢。此时会感到两手之间好像存在着什么，可能是能量，也可能是磁场。双手移动的时候掌心会感觉有酥麻感、吸引力或排斥力。双手摩擦至热后再分别放到左、右坐骨结节处，把注意力转移到坐骨结节处，我们再想象坐骨结节之间同样存在着能量流或磁场。

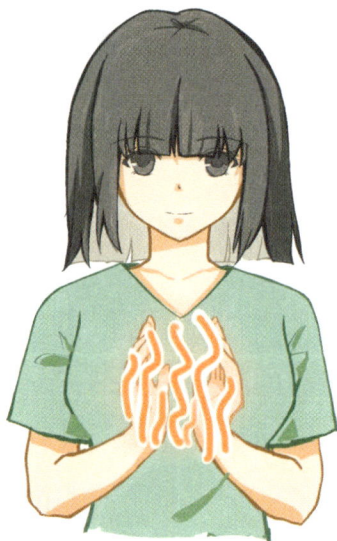

图 3 气感净化想象练习

第六节　知晓身体反应的整体性

　　将我们的左手放在右肩靠近颈部的位置，闭上眼睛，感知那里是斜方肌所在的位置，轻轻向下按压这块肌肉，然后慢慢松开，这样会促进这块肌肉的血液流通，从而提高它的灵活性。再次按压，想象我们正在从一块海绵中挤水，紧张和痉挛像水一样从"肌肉海绵"中流出。然后再次松开，让清澈、温热的泉水注入这块"肌肉海绵"，充盈于每一个细胞中。随后将手从这块肌肉上移开，我们会发现右肩变得放松和位置更低了。而且令人惊讶的是，肩部肌肉的放松竟然可以使盆底肌变得更加灵活。肩部练习的效果向下传递到了骨盆的相应位置，我们会感觉右边盆底肌变得放松、灵活了。为什么会产生这一系列效果呢？这是因为肌肉间的协调性得到了改善，从而使肌肉的力量增强了，这是力量在神经层面的改变（即神经源性改变），是神经（或神经元）使肌肉力量发生了改变。盆底肌训练的初始阶段，肌肉力量的增强几乎完全是神经源性的，所以更需要进行感知与想象训练。肌肉力量的提升在初始训练阶段来得更快一些就是这个道理。经过较长时间的训练后，肌肉组织本身才会发生改变，这种改变叫作肌源性改变。所以把运动与想象，以及呼吸结合起来，一定能取得事半功倍的效果。

第二章

盆底肌高效训练时
如何激发肌肉力量

在进行高效盆底肌康复训练前我们还需要了解肌肉运动的定义与原理，这样我们才能更好地掌握训练的方法。

第一节　肌肉运动的动力

肌肉是关节活动的主要动力，可以说没有肌肉的活动就没有关节的活动，也没有人体的活动。人体是一个整体，在运动过程中，极少是单一的肌肉运动，它由多块肌肉共同完成。

肌肉的分工不同，这一切都是运动系统和神经系统的功劳，主要是神经系统对机体运动系统的控制，简称为生物力学或者运动控制。通俗一点来讲，只有在神经运动的支配下，肌肉才能产出力，即生物体之力。神经运动控制包括感觉神经、运动神经、骨骼肌关节系统。所以我们常常在研究骨骼肌运动系统的功能和疾病时，需要研究支配其运动的神经系统的功能。

肌肉的运动原理

骨骼肌是体内最多的组织，约占人体肌肉的40%，骨骼肌的分布绝大部分起于一骨，止于另一骨，中间跨过一个或者几个关节。除了部分止于皮肤和止于关节囊的关节肌外，在骨与关节的配合下，通过骨骼肌的收缩与舒张来完成躯体的运动。肌肉的运动主要由肌纤维的收缩来完成，其运动方向与肌纤维的走向相关。肌纤维在不同部位、不同运动中起不同作用。大多数肌纤维的走向是多方向性的，同一条肌有的呈长条形，有的呈扇形，比如我们的盆底肌呈扇形，如图4所示。一个肌纤维至少接受一个运动神经末梢的支配，并且只有当支配它的神经纤维有神经冲动传来时才能进行收缩，因此，人体所有的骨骼肌活动都是在中枢神经系统控制下完成的。此外，我们需要了解人体杠杆运动系统的基本组成：骨骼是杠杆，关节是支点，骨骼肌是杠杆运动的动力，如图5所示。

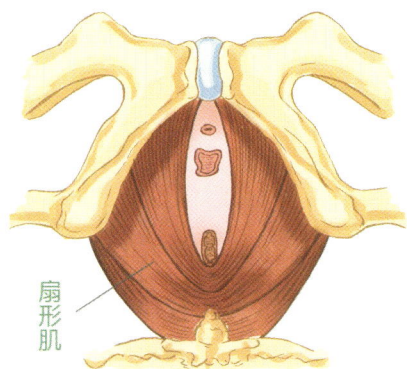

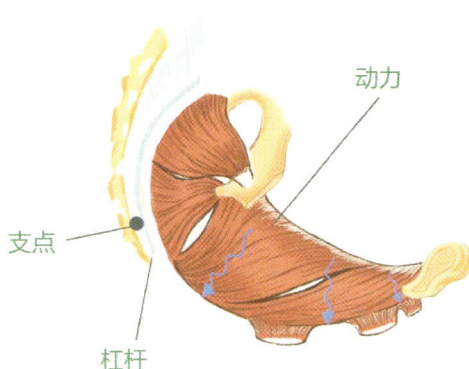

图 4 扇形肌　　图 5 人体杠杆运动系统

▶ 肌肉的协同作用

在正常情况下，神经系统无须对肌肉逐一控制也能支配人体完成动作。这是因为有肌肉的协同作用。肌肉的协同作用是一个非常复杂的过程，不可能在短时间内训练到位，这需要良好的感知训练，提升对身体的感受能力，同时要有较好的人体解剖学知识。

第二节 增强肌肉力量的三种方式

肌肉可以通过三种收缩方式产生力量。

（1）肌肉本身长度不变，使骨保持在一定位置的等长收缩。

（2）肌肉本身长度变短，使被附着的两块骨相互靠近的向心收缩。

（3）肌肉长度变长，被附着的两块骨相互远离的离心收缩。

通常，将肌肉向心收缩与离心收缩相互结合的训练方式是最有效的，能快速增强肌肉力量。强调离心收缩的训练会使肌肉变得更加灵活与强健。尤其是当盆底肌紧张时，通过将手放在盆底的某一块肌肉上进行感知训练，如图6所示。我们还可以采取平躺或者仰卧位进行盆底肌感知训练。如果我们配合呼吸训练，手指给到盆

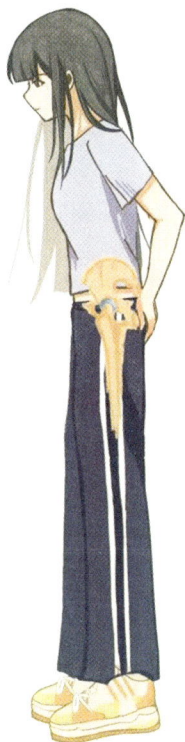

图6 盆底肌感知训练

底肌进行抗阻力量训练，这样既可以增强盆底肌力量，又可以使紧张的

肌肉拉长，使其慢慢放松。有时我们训练盆底肌很长一段时间后，盆底肌还是薄弱无力，这是因为我们只进行了最低效的等长收缩。

第三节　如何应用 WAFF 气垫增加身体平衡与激发肌肉力量

日常锻炼时 WAFF 气垫是一个非常好的工具。WAFF 气垫是一款人体工学气垫，采用 3D 技术，专为人体而设计，它的作用已经得到医学界与体育界的认可，主要从身体、心理和情感三个层面上提高人体整体平衡感，从而全方位提高训练者的生活质量。WAFF 气垫有 3 个型号（大、中、小），如图 7 所示。WAFF 气垫的中间气柱是稳定的，周围部分则具有活动性，其结构类似人体脊柱与骨盆的结构。在本节中我们将介绍 WAFF 气垫的使用方法。

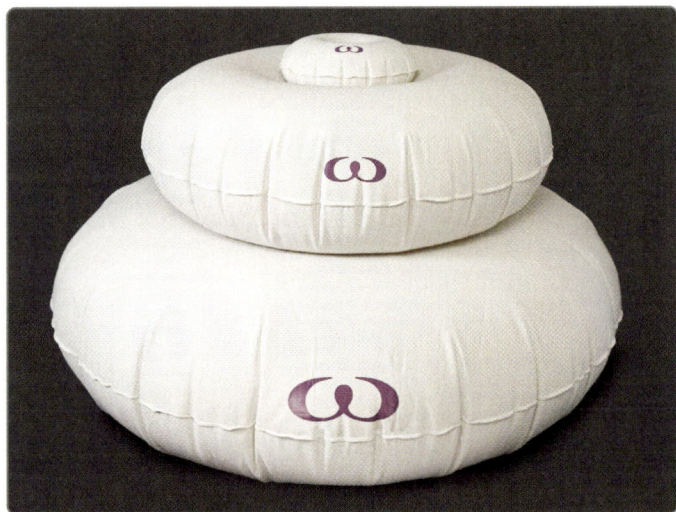

图 7　大、中、小号 WAFF 气垫

▶ WAFF 气垫训练的运动原理

WAFF 气垫模仿人体工学设计，自然修复体态，可以说是一个平稳的纠正器。使用 WAFF 气垫进行运动不会让训练者受伤，其人体工学设计可以让训练者在 WAFF 气垫上锻炼时必须保持正确的体态。由于 WAFF 气垫的结构类似人体脊柱与骨盆的结构，所以也具有类似脊柱与骨盆的协同作用。如果使用小号 WAFF 气垫作为坐垫，身体必须持续进行微小的调整才能维持平衡。这些微小的调整能帮助脊柱对齐；同时能激活大脑，因为大脑需要将这些微小的调整需求传达给肌肉。使用小号 WAFF 气垫进行训练时，一方面，其人体工学设计使得训练者永远不会"坐错"，只有当骨盆处于中立位、上身正确延展时训练者才能舒适地坐在气垫上，能自动实现"自我纠正"；另一方面，气垫中空气的流动带动骨盆做正确的运动，增加了骨盆的活动性，也强化了大脑对骨盆位置及正确运动的感知。

▶ 刺激内在感知，专注身体意识

可以说，WAFF 气垫是人回归自我的媒介。WAFF 气垫能让训练者体会到其他训练方式从未有过的感觉，让训练者更好地感知内在。通过加强视觉、触觉、平衡觉，刺激人体中枢神经系统，强化对身体各部分肌肉的意识与运动控制。同时，因为必须去体验这些内在感受，自然就会去调正自己的姿势，试图通过不同的运动，让自己觉得更加舒适。这是使用其他工具无法获得的效果。

▶ 动态与静态相结合，高效锻炼

动态与静态相结合，可以高效锻炼肌肉，如站立在小气垫上，如图 8 所示。

使用 WAFF 垫可以让训练者在非常安全、无任何不适且没有压力的情况下达到肌肉的最佳募集。稳定和运动是深层肌肉链及表层肌肉链募集的关键因素(深层肌肉链的募集通过姿势的稳定来获取,而表层肌肉链的募集通过运动获取)。平衡控制过程能更好地调动人体深层肌,从而提高训练的效率。

使用 WAFF 气垫进行肌肉强化、伸展练习、提升本体感受,从而预防肌肉松弛和修复肌肉功能,可以使训练者的身体恢复到最佳状态,全面发展身体协调性、肌力、稳定性、活动性,训练本体感受和机体反应速度,练习时间短但效果佳。WAFF 气垫多样化的使用方法使训练者可以探索和控制多种动作,将趣味性与运动效率完美结合。

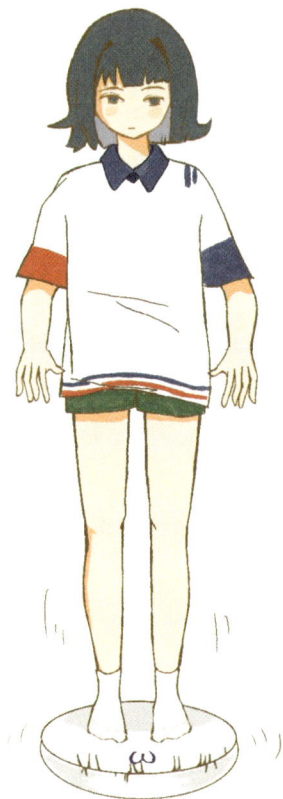

图 8　站立在小号 WAFF 气垫上强化肌肉训练

◉ 肌肉放松，提高接纳度

躺在大号 WAFF 气垫上可以使肌肉放松，提高身体接纳度，如图 9 所示。WAFF 运动的一个目标是传递放松的生活方式。放松不仅是对抗压力和预防倦怠的方法，也是改善健康的基本方法。我们的身体需要在压力与放松之间保持平衡，否则压力将会对我们造成困扰。而消除或减轻压力是身体健康的关键。符合人体工学设计的大号 WAFF 气垫对于对抗压力和预防倦怠非常有效，能让我们感受到更高级、更绝对的舒适度。每个人都可以通过简单地使用大号 WAFF 气垫，在简单操作的情况下，在短时间内消除身体压力。科学研究表明：使用大号 WAFF 气垫可以大大增加人体放松的速度，当我们躺在大号 WAFF 气垫上时，马上就可以体验到静止、放松的感受。大号 WAFF 气垫的支撑功能为肌肉拉伸提供了一个更安全的环境，可以让身体马上得到放松。

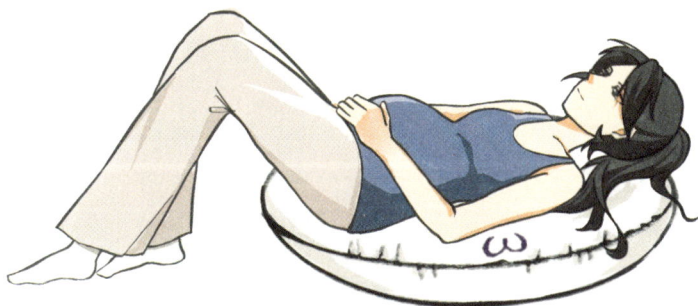

图 9　躺在大号 WAFF 气垫上放松肌肉

无论哪一种类型的练习，为了维持身体平衡，支撑是必不可少的。盆底肌的锻炼也是如此，WAFF 气垫引用了"稳定与运动"的概念，可以让身体的各个部位得到锻炼，并且确保肌肉链的最佳募集。WAFF 气势可以帮助我们进行良好的练习，例如支撑运动、自我感知、平衡感练习。

第三章

盆底肌运动与呼吸

第一节 呼吸运动

▶ 呼吸的初步认识

有人说："呼吸不用学，我没有学过也一直在呼吸。"为了获取氧气而进行的呼吸，每一分钟进行 12～20 次气体交换，属于人体自发的活动，的确不需要刻意学习。只要人活着，这种自发性的活动就会持续进行。人体的各个器官都在以不同的节奏运行着，通常情况下我们不会注意到这些节奏，如消耗的节奏、睡眠的节奏、血液循环的节奏及淋巴循环的节奏等。

呼吸运动需要肌肉、骨骼的参与。呼吸运动可以发挥以下作用：活动内脏，调节脊柱曲度，调节肌肉紧张度，调节情绪，帮助发声，辅助快速奔跑，协助肋部运动。

尤其是腹式呼吸对膈肌的运动与盆底肌的运动，以及内脏器官位置的调整都非常有意义。

▶ 吸气

吸气是指空气进入肺的过程。

吸气可以是被动的（静息时），也可以是主动的（放松时）。它通过胸廓或腹部的运动来完成，还可以通过身体的前倾与后仰来完成，如图10所示。吸气时，身体会有某个部位隆起，或者是腹部，或者是胸廓。

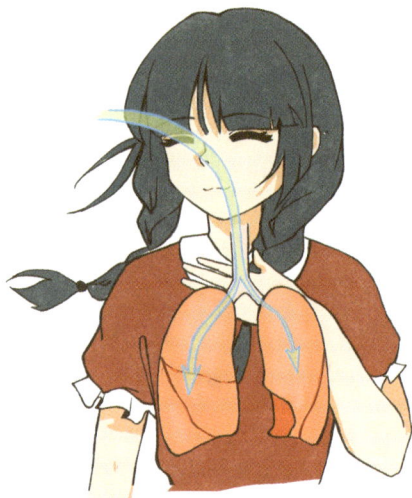

图10　吸气时空气入肺

吸气的幅度不同，吸入的空气量不同，以不同的速度吸气可以发出不同大小的声音。我们在吸气的过程中会发出类似"哦"的声音。

▶ 呼气

呼气是指将肺内的气体排出体外的过程。

呼气与吸气一样，可以是主动的，也可以是被动的，呼气的幅度决定了呼出气体的多少。我们在呼气时可以发出类似"齿""丝""嘘"的声音，如图11所示。

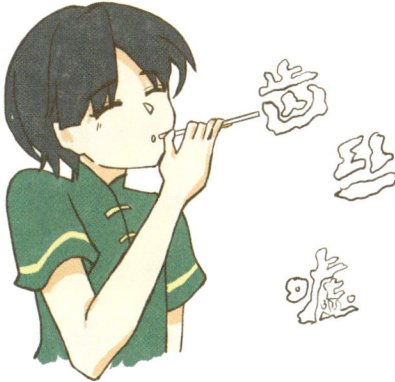

图11 呼气时气体排出

呼吸停顿是指呼吸气流的中断。我们可以做到在吸气或者呼气的过程中随意调整，比如语气停顿，如图12所示。这甚至可以成为一种锻炼的方式。

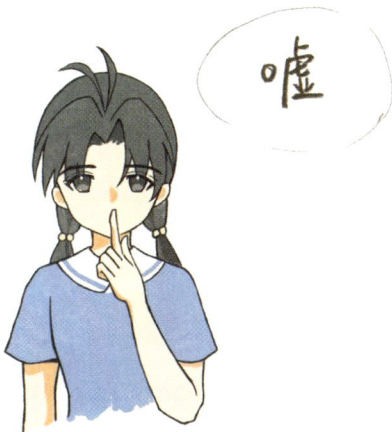

图12 呼吸停顿

第二节 呼吸能带动整个躯干运动

呼吸能带动整个躯干运动，指的是通过良好的胸部动作或者腹部动作进行呼吸能带动躯干所有部位的反应。但要说明的是，吸入的空气只会进入肺，不会进入器官之中，更不会进入腹腔。

例如，在产后，我们通常为了使内脏快速复位会进行加强腹式呼吸的锻炼和背式呼吸的锻炼。

腹式呼吸时，腰部四周肌肉收缩与舒张、下腹部前面上下起伏，将空气带到肺的下部，如图 13 所示；同时，带动腹部肌肉与腹腔内脏的运动，腹部像花儿一样开放，如图 14 所示。

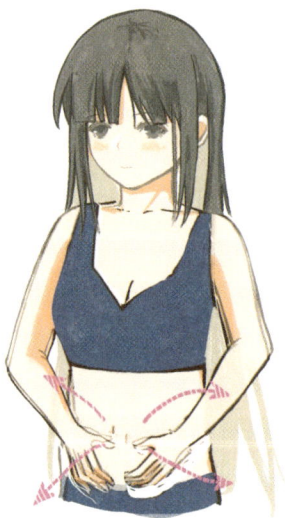

图 13 腹式肌肉

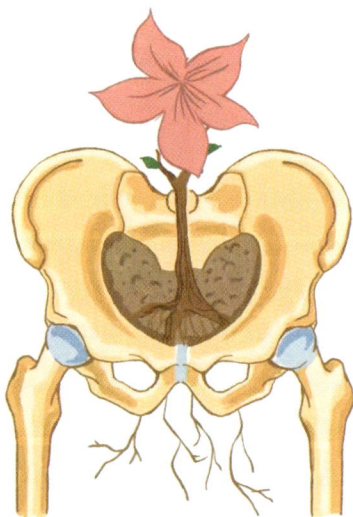

图 14 腹部像花儿一样开放

背式呼吸时，骨盆前面、后面及盆底等处上下起伏，将空气带到肺的后下部，此时训练者能更好地感受盆腔肌肉与器官的运动。

颈式呼吸时，胸部前面、后面及两侧上下起伏，将空气先带到肺的顶部，使胸腔很好地打开。特定情况下进行颈式呼吸训练能缓解过激的情绪或者颈背部的疼痛。

常见的两种呼吸动作如下。

类型一：活动肋部，吸气时，肋部打开；呼气时，肋部闭合。

类型二：活动腹部，吸气时，腹部隆起；呼气时，腹部回缩。

这两种呼吸动作对应着两种完全不同的肺部活动方式。肋部呼吸动作主要进行的是胸式呼吸，腹部呼吸动作主要进行的是腹式呼吸，不同的呼吸动作没有优劣之分，只是适用于不同的情形，以满足不同的目的。练习多种呼吸方法是很有必要的，尤其是孕期以一种类型的呼吸动作（如胸式呼吸）来呼吸时。但是我们不需要进行长期单一的腹式呼吸。出于生理性的原因，我们在产后要进行特异性的腹式呼吸运动调整身体。

第三节　呼吸整体感受练习

我们已经知道，吸气时，肺扩张，肋骨上升，腹肌和盆底肌舒张；呼气时，肺收缩，腹肌和盆底肌收缩，它们的肌丝相向滑行。让我们想象呼吸动作的全过程。膈肌是整个呼吸团队的"反叛者"，它总是和别的成员对着干，吸气时它收缩，呼气时它舒张，如图15所示。端坐在凳子上，做几次深呼吸，同时想象膈肌的运动；吸气时，膈肌内部的肌丝相向滑行；呼气时，膈肌内部的肌丝相背滑行。

然后，请试着将膈肌与呼吸团队的其他成员一同想象。

肺和膈肌：吸气时，膈肌收缩，肺扩张；呼气时，膈肌舒张，肺收缩。

19

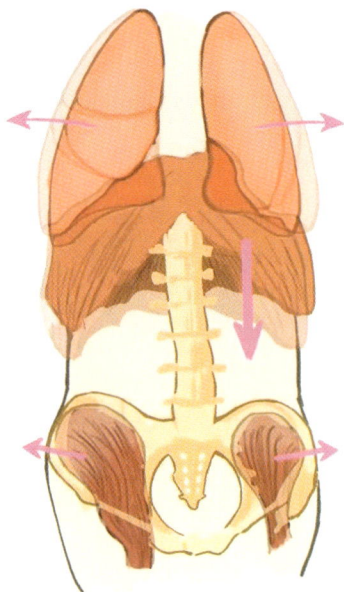

图 15　呼吸时，肺、膈肌、肋骨、盆底肌、腹肌的运动方向示意图

　　肋骨和膈肌：吸气时，肋骨上升，膈肌收缩；呼气时，肋骨下降，膈肌舒张。

　　腹肌、盆底肌和膈肌：吸气时，腹肌和盆底肌舒张，膈肌收缩，膈肌内部的肌丝相向滑行；呼气时，腹肌和盆底肌收缩，膈肌舒张，膈肌内部的肌丝相背滑行。

　　最后，忘掉所有关于呼吸的想象，只感受呼吸带来的愉悦。

第四章

盆底与各器官的关联

人体不管是站立还是平躺，保持骨盆中立是非常重要的。骨盆位于整个脊柱的最下方，上承脊柱，下连四肢，相当于我们身体的中转站，对我们人体的体态、平衡性、稳定性都起着至关重要的作用，如图 16 所示。如果骨盆出现问题，我们的身体则不在中立位，会出现前倾或后倾，气的走向就偏离了方向，内脏的位置随着气的流动也会偏离方向，长时间的偏离就会导致气息不通、人的精神状态不好、内脏下垂。

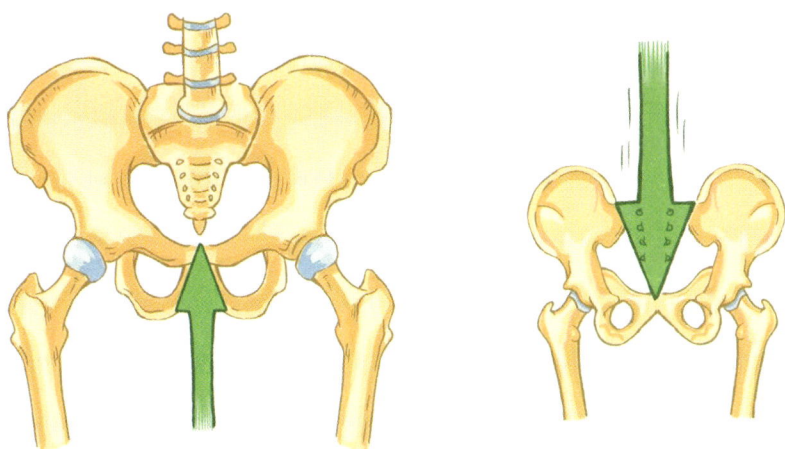

图 16　骨盆"中转站"结构示意图

第一节　内脏器官、盆底和气之间的关系

虽然我们膈肌的活动和韧带的牵拉能减轻一部分腹腔脏器对盆底的压力，但是众多的内脏器官仍对盆底产生了相当大的压力，盆底必须有能力对抗。尤其是肥胖、打嗝、怀孕、搬提重物时，如果盆底没有弹性，盆腔脏器就会随上方压力一同往下压，导致尿失禁、子宫脱垂。

内脏器官不仅对身体的新陈代谢至关重要，对身体的姿势、灵活性和能量也有较大影响。位置不正确的、松弛的内脏器官会加重盆底的负担。

腹腔和胸腔内所有脏器紧密地依偎在一起，它们之间的液体使彼此能够相对滑动。这种滑动是必须的，如果没有这种滑动，躯干的大部分运动将无法进行，或者会在运动时出现疼痛。

内脏器官的运动能使器官本身的血流畅通，并有助于维持其在躯干的正确位置。在意识引导下的运动能使器官提高自身的位置感，维持自身在脏器中的平衡。对内脏器官进行有意识的锻炼，肌肉的紧张、痉挛往往能自行消失。

内脏器官主要通过其与相邻结构（骨骼、肌肉和其他内脏器官）的相互作用——压力和反压力来维持自身形状。两个相邻的内脏器官之间存在着类似关节的结构，就像子宫与膀胱这两个相邻器官，子宫脱垂会伴随膀胱脱垂，膀胱脱垂也会伴随子宫脱垂。内脏器官还受很多因素的影响，诸如脏器关节、性行为、怀孕、情绪、压力等。比如，怀孕时，腹肌张力下降，收缩能力减弱，整个消化道的张力都会下降、蠕动减慢，容易出现胃下垂，所以，无论是在产前还是在产后恢复期间，都推荐进行内脏体操训练，这特别重要。在孕 12 周以后或生产完 7 天后就可以

开始进行该训练了。

第二节 肾脏、膀胱与盆底的关系

肾脏、膀胱与盆底的关系，如图 17 所示。

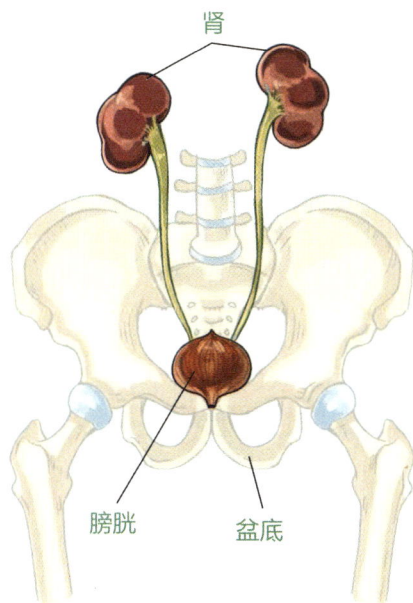

图 17 肾脏、膀胱、盆底的解剖关系图

肾脏和膀胱对盆底肌力量有重要影响，与骶骨、膝关节和髋关节的健康状况密切相关。肾脏位于膈肌下方，它是一对蚕豆形的内脏器官，上部被肋骨遮挡，腹横肌、腰大肌和腰方肌均位于它的前方。肾脏被一层脂肪和一层结缔组织（肾筋膜）所包覆。正常情况下，每 45 分钟肾脏就能将全身的血液过滤一遍，它还能释放激素来调节血液的成分。肾脏能生成尿液，尿液到达肾盂后经输尿管流入膀胱。

23

肾脏的位置依靠肾脏的被膜、邻近的器官及腹内压等多个因素维持。吸气时，肾脏随着膈肌向下移动；呼气时，它又会回到原位。如果肾脏下移的幅度过大，会导致输尿管和膀胱的压力升高，从而发生尿失禁，这也是我们在临床过程中很容易忽略的。在这里要提醒大家，如果在治疗尿失禁时，进行了盆底肌电疗与锻炼、尿道括约肌的刺激等治疗后，发现效果不理想的话，应注意，可能肾脏松弛下移了。中医阐述的补肾气，需要锻炼肾的提升与带脉（腹横肌、腹内斜肌、腹外斜肌）。

第三节　肾脏共振练习预防肾脏下垂

我们知道，声音的振动能影响肌肉的张力。

第一步：从嗓子后部发出低沉有力的长音"啊"，可以使肾脏得到平衡和强健。

第二步：将双手掌心贴在身体双侧两肾所在的部位，试着发声，让肾脏随着声音振动起来，可以起到按摩肾脏的作用。

注意：发声的原则不在于如何使声音动听，而在于引发共鸣。声音的振动越强烈，对肾脏越有益。勤加练习，你就会找到正确的发声位置，就能感觉到好像是肾脏本身在发声一样。这样的锻炼方法很适合老年患者。

第四节　肾脏提升练习治疗肾脏下垂

肾脏提升练习治疗肾脏下垂，如图 18 所示。

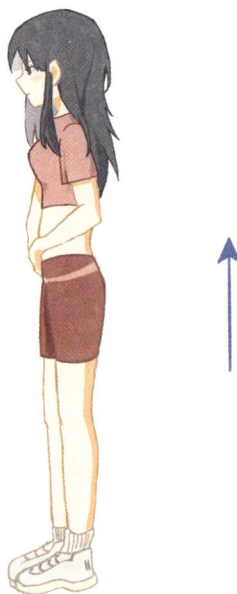

图 18　肾脏提升练习

第一步：将双手放在身体前侧两肾在体表的投影部位，掌心覆盖在肚子上，腕关节放在肋骨上。

第二步：先深吸一口气，呼气时，双手轻轻按压腹壁并向上提，想象肾脏被双手"提"了上来。

第三步：再深吸一口气，然后重复上述第二步，同时想象肾脏在向上走动。

第四步：最后重复一次呼气上提过程，并感受肾脏被多次上提后身体姿势的变化。这时可能会感觉到骨盆承受的压力变小了，身姿变得挺拔了。

当有治疗师参与时，可以让患者平躺，治疗师在指导患者呼吸的同时进行手法按摩与提拉。

第五节　肾气循环练习给盆底能量

在中医理论中，肾是能量或者说(精)气的贮藏所。体内的气减弱或耗尽时，人会感觉虚弱无力。借助于运动、触摸和想象，流失的肾气可以重新汇聚起来。

将双手放在身体前侧两肾在体表的投影部位(腕关节放在肋骨上，掌心覆盖在肚子上)，想象能量从手心流入肾，形成所谓的肾气。用想象和呼吸来引导肾气的流动，可以将肾气想象成一道金色的光，吸气时这道光散发红色的火花，呼气时这道光充盈于两肾中，沿着输尿管向下输送至膀胱，再经膀胱分布到整个盆底。这道光给盆底带来了充沛的力量，令盆底组织变得强健，更有承托力。最后，将注意力集中在会阴中心点上，想象这个中心点因充满能量而微微上抬，这将对骨盆的姿势产生影响。身体会发出很多明显的信号：呼吸加深了，肩背放松了，内心平静了，骨盆也变得轻松了。

第六节　膀胱和脏器柱的相互作用

人体的内脏器官在躯干形成一个脏器柱，而膀胱是这个脏器柱的基石。脏器柱的大部分重量压在膀胱和髂骨翼上，所以膀胱下垂和尿失禁是很常见的现象。

在这里，需要再次强调：有膀胱下垂和尿失禁时，仅仅锻炼盆底肌是不够的，膀胱本身以及位于它上方的脏器柱也需要接受锻炼。就像其他内脏器官一样，膀胱和尿道会受到周围器官的压力的影响。正常女性尿道有数厘米长，周围器官对它的压力有助于它的关闭。但如果膀胱因会阴侧切或其他原因下垂，尿道可能会变短，它就无法获得足够的辅助压力来实现良好的关闭。

遗憾的是，在临床中我们有时没有去评估我们需要训练哪些器官与肌肉，或者哪怕有了评估与指导，患者的配合很差，导致疗效不满意，或者短暂的起效后又复发。

因此，我们必须上提膀胱，就像之前对肾脏的练习那样。幸运的是，人体内天然存在一个膀胱提升装置。膀胱空虚时，膀胱提升装置呈三棱锥状，前部通过韧带与脐相连。这条韧带从膀胱尖出发向上行至脐，在胚胎时期它是脐尿管，出生后蜕变为一条强有力的韧带——脐正中韧带，如图 19 所示。如果我们将脐正中韧带唤醒，就能将膀胱上提。

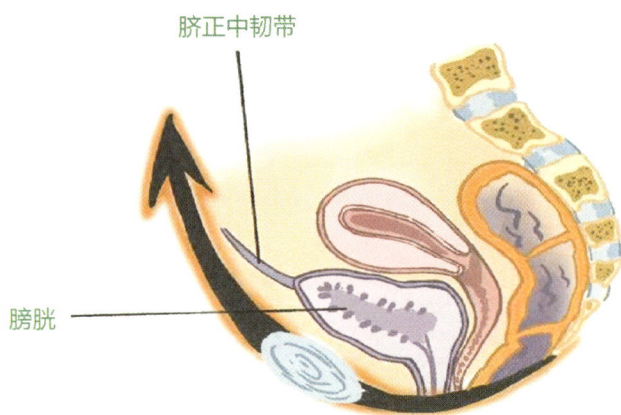

脐正中韧带

膀胱

图 19　膀胱提升装置

脐正中韧带在脐部与肝圆韧带相连，肝圆韧带在肝的下缘与镰状韧带相接，镰状韧带从肝的左右两叶之间上行至膈，膈通过心包与心脏相连，而心脏又通过结缔组织与颈椎相连；沿着脐正中韧带向下可以到达膀胱。这不由得让我们冒出一个搞笑的想法——膀胱是吊在脖子上的。

身体姿势良好时，脐正中韧带就具有上提膀胱的功能。除此之外，膀胱的两个后角上也有"提绳"，那就是输尿管。这样就形成了一个三角形的膀胱悬挂装置：前面是脐正中韧带，后面是两条输尿管。

第七节　呼吸时膀胱想象运动治疗尿失禁

呼吸时膀胱想象运动治疗尿失禁，如图 20 所示。

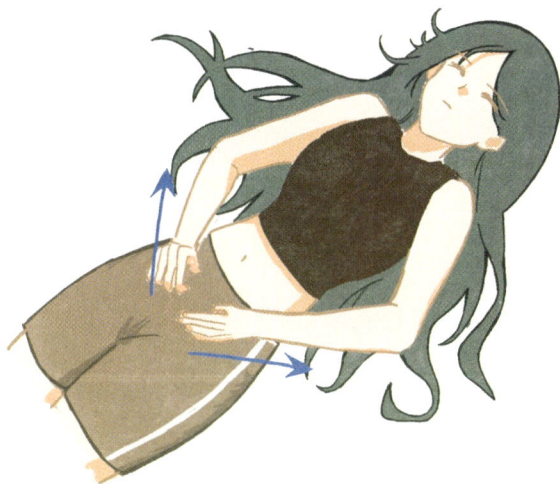

图 20　膀胱想象运动练习

想象一下，吸气时，膀胱前部下降，膀胱后部抬起，身体进行前倾运动，这是膈的向下运动和脏器柱对膀胱前部的压迫造成的；呼气时，膀胱前部抬起，膀胱后部下降，身体进行后仰运动。

如果我们放松地躺下，一只手放在骨盆前侧。呼气时，想象膀胱远离会阴，尿道被拉长，输尿管从膀胱后壁进入膀胱。我们刚才说过，膀胱后部在呼气时下降，输尿管会因此稍稍伸长。请想象输尿管贴着腰大肌表面延伸，并想象腰大肌在向下"流淌"，尾骨也在延长。然后把注意力放在尿道上，想象尿道被双手轻轻地拽住又放开，尿道的肌肉因此得到了温柔的按摩。只要愿意，也可以随时用这双想象中的手将尿道关闭。

这个想象可以给腰椎和整个背部带来放松的感觉。

第八节 大肠的结构

人的肠道有 6.5~8.5 米长，重量也相当可观。只有控制好肠的位置和轻盈度，盆底才能获得真正的解放。肠的最后一段——大肠，从外形上看像一个拱门：拱门的右门框是升结肠，右边的支持系统是盲肠；上门框是横结肠；左门框是降结肠，左边的支持系统是乙状结肠。

第九节 大肠拱门悬浮想象练习

想象有两个气球绑在大肠拱门上方的两个角上，吸气时腹部舒展，呼气时气球向上牵拉大肠，为盆底减轻了负担。

第十节　盲肠+乙状结肠感受练习

直竖站好，感受盲肠和乙状结肠在盆腔的存在。然后用左手扶住左后腰，右手放在左下腹，稍稍抬起左腿，感受左髋关节屈曲时乙状结肠在盆腔中的下降。重复这个过程 3 次。

用右手扶住右后腰，左手放在右下腹，稍稍抬起右腿，感受盲肠在盆腔中下降，栖息于右侧髂窝内。重复这个过程 3 次。这两段大肠栖息在髂窝内，由髂窝承担了一部分重量，因此，膀胱承受的压力减轻了。

第十一节　盆底结缔组织

膀胱和其他盆腔脏器被韧带维系在各自的位置上。女性在经过怀孕和分娩后，这些韧带会被拉长，有的甚至会被拉长 3 倍之多。因此，应该有专门的针对韧带松弛的产后康复训练。产前，我们可以通过运动和想象使自己的内脏、韧带和骨骼肌做好准备，以应对分娩造成的韧带松弛。

总的来说，在盆底训练时，比选择具体的练习项目更重要的是选择关注点。产前，应该关注韧带的弹性和伸展性；产后，应该关注如何使韧带重新紧致。与肌肉训练相比，韧带训练在健身领域尚属全新内容，所以，在开始训练之前需要先了解一些有关韧带的基础知识。人体主要通过两种基本方式来维持内脏器官的位置——承托和悬吊。盆底能够承托腹腔脏器，其他许多结构则主要起悬吊作用，比如膈、韧带和肠系膜。除此之外，大多数腹腔脏器的表面都被一层结缔组织覆盖着，这层结缔组织叫腹膜。子宫和膀胱只有上表面被腹膜覆盖。韧带也属于结缔组织，骨骼、脂肪组织，甚至血液其实也都属于结缔组织。如果有魔法能将除结缔组织外的所有东西都抹去，我们的身体结构形态则清晰可辨了。

　　下面这个例子可以帮大家更好地理解这句话：结缔组织构成的身体框架就好比一个书架，里面的肌肉、内脏和皮肤如同书架上的书一样，根据身体姿势有序地排列着。如果书架歪斜或者书摆放松散，书本就会东倒西歪，甚至从书架里掉出来，如图 21 所示。

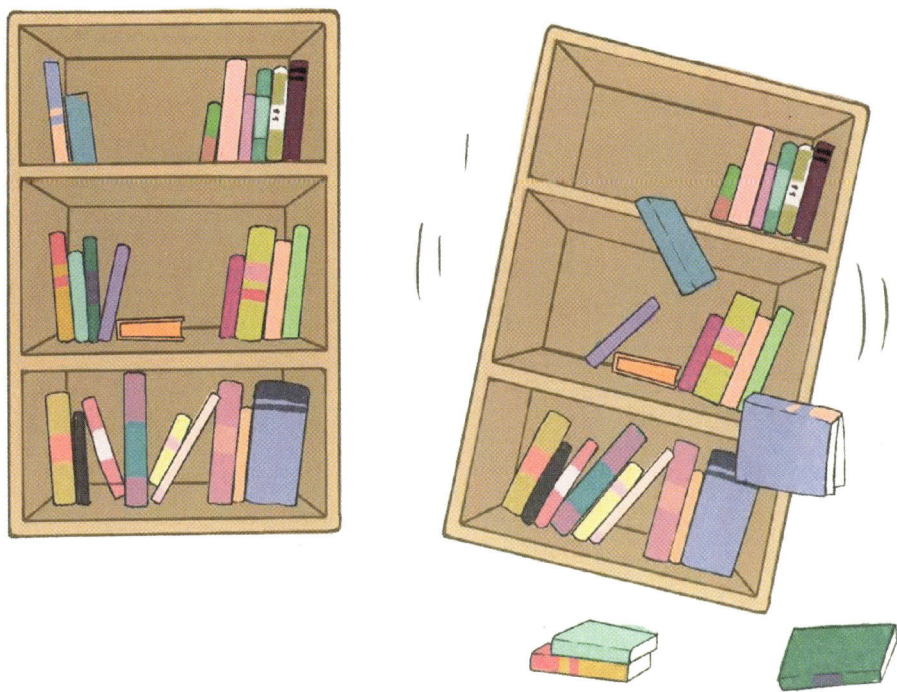

图 21　书架模式盆底结缔组织结构

　　结缔组织有着明显区别于身体其他组织的特性。肌肉、内脏和皮肤的组织细胞是紧密排列的，细胞挨着细胞。而结缔组织的细胞则像一个个小岛，它们被自身的产物包围着。每一个小岛都是一座工厂，为自己内部和周边环境生产着产品。比如，韧带和肌腱中的成纤维细胞能生产抗拉性极强的胶原纤维，而关节软骨和椎间盘中的软骨细胞能生产抗压性极强的弹性纤维。在骨盆结构中，韧带和其他结缔组织占有相当一部分的比例。事实上，产后盆底松弛和尿失禁的主要症结并不只在于肌肉松弛，也在于包括韧带在内的结缔组织被过度拉伸而变得松弛。这就是我们强调感知训练、姿势训练、内脏提升训练的根源。同样的情况也发生在臀部和腹部。

通过运动、触摸和想象，结缔组织的张力可以恢复。

当身体某一组织或器官受到超过正常水平的挑战时，它就会得到锻炼。比如，我们要举起杠铃，肌肉必须比不负重时使更多的劲。所以，只要坚持规律地举重，并且所举重量足够大，肌肉力量就能逐步增强。韧带的力量也可以通过这种方式得到加强。韧带被反复绷紧或拉长，就会渐渐变厚，抗拉强度就会提高。这种锻炼非常重要，因为韧带的功能包括承托和维持某些器官的位置，以及引导和决定某些器官的运动。韧带的长度不是固定的，与身体姿势有关。比如，"O"形腿和"X"形腿的人，其膝部同一韧带的长度是不同的。基因和后天动作习惯都会影响韧带的长度和张力。还有触摸和想象，同样能够影响韧带的长度和张力。

第十二节　韧带在盆腔脏器的重要位置

比如说膀胱，它的前面有耻骨膀胱韧带（连接耻骨和膀胱）和脐正中韧带（连接膀胱和脐），侧面有膀胱外侧韧带，后面有膀胱后韧带。这些韧带也含有部分肌纤维，因为它们是肌性膀胱壁的延续。这些韧带都能起到维系膀胱位置和牵引膀胱运动的作用。

子宫主韧带能维持子宫颈的正常位置。盆腔还有人体最强韧的韧带——骶结节韧带，如图 22 所示。

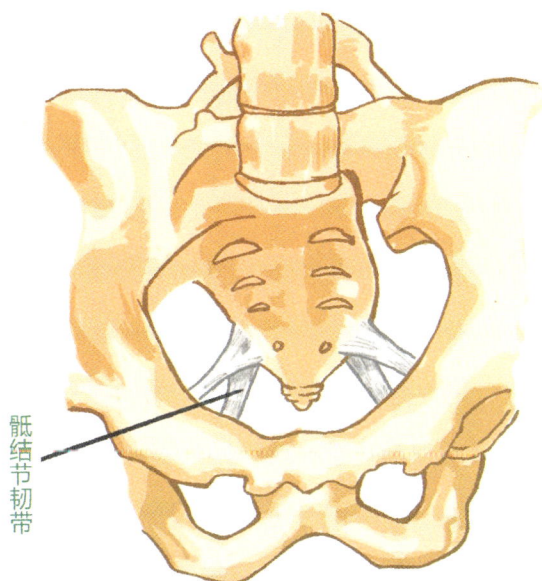

图 22 骶结节韧带

骶结节韧带起于骶骨和尾骨的侧缘，止于坐骨结节，对维持骶髂关节的稳定具有重要作用。如果没有这条韧带，人体直立时，脊柱就会从两侧髋骨之间倾向前方。由于不良姿态、孕期及产后特殊时期等影响，我们很多女性的骶骨会随着骶髂关节的转动而产生移位，这时就会出现一侧或者双侧的骶结节韧带紧绷，从而造成疼痛感。所以孕期进行WAFF 运动与产后体态评估很有必要。如果有异常需要及时调整。

第十三节　膀胱与身体姿势关联性感受练习

训练者直立站好，将一只手放在下腹部，手指放在耻骨上。膀胱位于耻骨后方，当膀胱处于充盈状态时，用手指稍稍按压耻骨，很容易就能感觉到膀胱的存在。

第十四节　盆腔韧带想象练习治疗膀胱与子宫脱垂

盆腔韧带想象练习治疗膀胱与子宫脱垂，如图23所示。

第一步：将一只手同本章十三节练习的姿势放在耻骨部位，想象在膀胱和耻骨间有一条伸缩自如的韧带。吸气时，该韧带被激活，它的张力在渐渐增高；呼气时，它会将膀胱向上稍稍提起，固定在靠近耻骨的地方。

第二步：将另一只手放在骶骨上，吸气时想象骶骨和坐骨结节之间的两条韧带（骶结节韧带）渐渐紧绷，骶骨下端因此被向前抬起（骶骨后仰），肠的位置也随之提高。

第三步：将双手放在两侧髋骨上，呼气时想象子宫被盆腔多条韧带牵拉着，以维持子宫在正常位置。

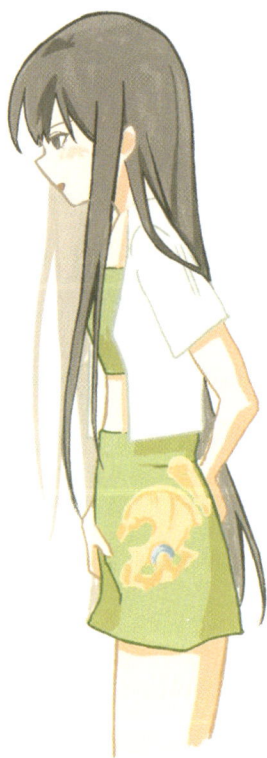

图23　盆腔韧带想象训练

第十五节　肚脐按摩练习治疗膀胱脱垂

肚脐按摩练习治疗膀胱脱垂，如图 24 所示。

我们闭上双眼，用手顺着脐正中韧带的走向从膀胱（即耻骨部位）向肚脐上方轻轻按摩，在肚脐处打圈，感受肚脐与膀胱的联系。哪里有酥痒感，哪里就是脐正中韧带的止点所在处。用手指将肚脐向上提拉，想象膀胱也因此被提拉。手指沿着身体表面继续向上移动并按摩，至膈，再至心脏，继续向上到达颈部，然后绕到颈后到达颈椎。将这只手放在脑后，另一只手放在耻骨上（耻骨后方就是膀胱）。想象着后脑悬浮在手中，体会脊柱在伸展，膀胱因此被向上牵拉。将放在脑后的手再放回肚脐处，抚摩肚脐，然后将其向上提拉。最后，请想象将膀胱向上吊起的三条"绳索"——前面的脐正中韧带和后面的两根输尿管。

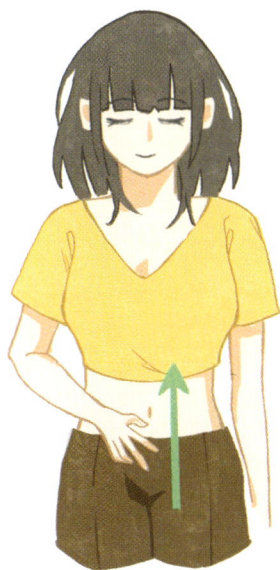

图 24　肚脐按摩治疗膀胱脱垂

第五章

盆底肌与盆底功能、盆底肌训练

第一节　盆底肌

盆底肌是位于骨盆底部的肌肉，构成躯干的底，它几乎支持所有的身体运动。由于肌肉块头太小，它们在呼吸时的运动幅度不大，但盆底肌对于呼吸来说是必不可少的，是呼吸运动的基础结构，在吸气与呼气的过程中，无论盆底肌受到何种压力，它都可以调节肌肉的紧

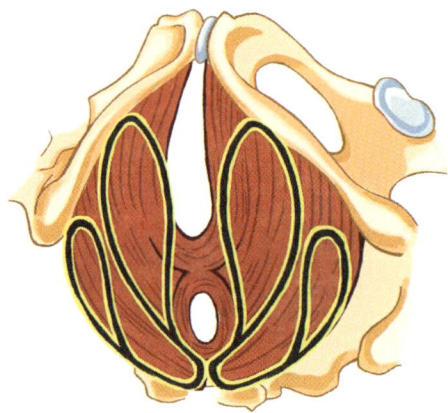

图 25　浅层盆底结构

张度，使之既不过于紧绷，也不过于放松。盆底肌分为两层。浅层盆底结构如图 25 所示。

浅层盆底肌与呼吸运动基本无关。深层盆底肌结构类似一个碗，如图 26 和图 27 所示。

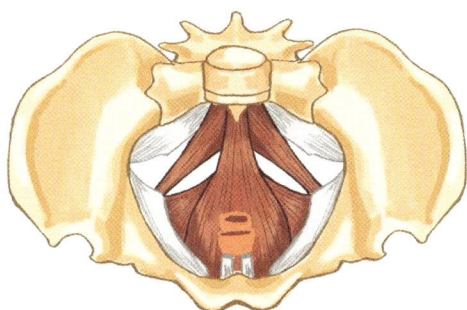

图 26　深层盆底肌结构

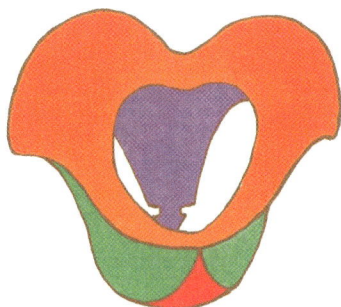

图 27　深层盆底肌呈碗状

第二节　盆底功能与盆底训练

　　盆底的支持作用：一是承托内脏器官，二是尿道、直肠、阴道（女性）从这里通过，与排尿、排便、性生活有关。健康的盆底应该是结实有力的，同时还能确保各个通道的畅通。盆底组织需要具有足够的力量和弹性才能保证功能正常发挥。此外，如果没有大脑的指导和调节，盆底是很难完美地完成相应任务的，因为我们的身体始终处于大脑的指挥之下，这就是我们为什么要在盆底训练时伴以大量想象，这些想象对于保持身体的平衡状态非常重要。盆底还有其他生理功能。比如，盆底肌是主要呼吸肌的拮抗肌，参与呼吸运动的协调。另外，盆底上连脊柱，下连下肢，在维持身体平衡和保持正确的身体姿势、内脏器官的良好承托方面发挥着关键作用。比如，腰背疼痛是绝大多数产后女性的常见问题，甚至许多背部、膝部和足部问题都可通过伴以意识指导的盆底训练得到解决。因此，深刻了解和充分锻炼好盆底功能的意义重大。男性和女性盆底的主要区别在于外在形状、功能及穿过盆底的通道个数不同，男性为两个，女性为三个(除了尿道和直肠外，还有阴道)。男性的盆底更加结实有力，而女性的盆底则由于需要参与妊娠而更富有弹性，同时也容易受到损伤。在同等情况下，如果缺乏锻炼、久坐不动，男性的盆底会更容易僵化，所以老年男性腰背部疼痛的发病率也较高。因此，盆底训练课程为男性设置了更多的灵活性练习，而为女性设置了更多的力量练习。

第三节　盆底肌训练的关键因素

盆底肌与身体其他部位密切相关。只有被感受到的身体部位才能进行高效、协调的运动。骨的运动由骨骼肌牵引，如果骨没有运动，肌肉训练就不会产生良好的效果。

进行动态盆底肌力量训练的前提是让盆底肌先"动起来"。肌肉长度发生变化的训练最能增强肌肉的力量。

第六章

骨盆结构与骨盆运动

第一节　骨盆的结构

骨盆的结构如图 28 和图 29 所示。

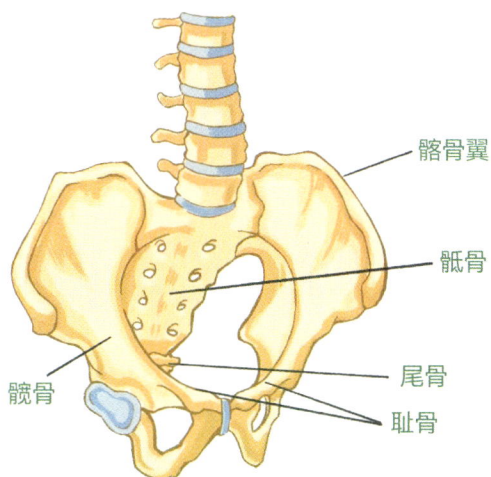

图 28　骨盆结构后面观

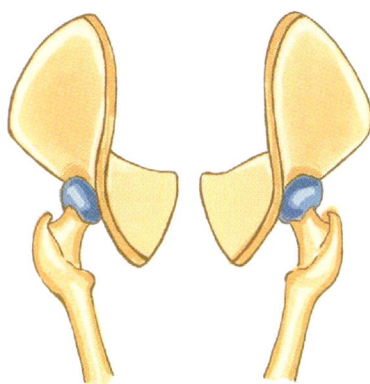

图 29　骨盆结构前面观

图28标注：髂骨翼、骶骨、尾骨、耻骨、髋骨

骨盆由左右两块髋骨和后方的一块骶骨、一块尾骨构成。

其中髋骨又由髂骨、耻骨和坐骨构成(对于刚出生的婴儿,这三块骨是通过软骨组织连接在一起的,后来三块骨逐渐融合在一起)。希望你们能在脑海中清楚地勾勒出它们的形状,以便更好地理解骨盆是如何运动的。髋骨看起来就像扭曲的桨叶。桨叶的上边缘,也就是髂嵴,稍有增厚,多块肌肉附着于其上。髂骨翼的中部稍薄一些,这样可以减轻骨盆的重量。桨叶的下部各有一个孔,叫作"闭孔"。桨叶的下边缘各有一处骨性突出,即坐骨结节。

骨盆的两部分如图 30 所示。

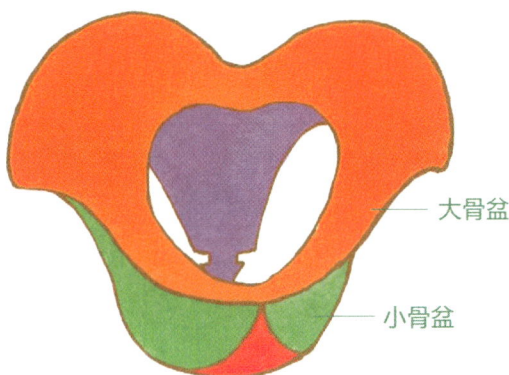

图 30　骨盆的大骨盆和小骨盆

骨盆由上部的大骨盆和下部的小骨盆组成。大骨盆由髂骨翼和骶骨围成,形状很像一个盆,只是前侧没有封闭。而小骨盆像一个小盆,更像一个倒立的金字塔,骨和韧带共同组成了封闭的侧壁。大骨盆和小骨盆的分界线被叫作"骨盆上口"。

骨盆上口的骨性边界由耻骨、坐骨和尾骨组成。在身体前侧,两块髋骨通过耻骨联合相连;在身体后侧,它们被骶骨连接在一起。

骶骨属于脊柱的一部分,由 5 块融合在一起的椎骨组成。骶骨的下面是由 3~5 块融合在一起的退化的椎骨形成的尾骨。尾骨、耻骨和两个坐骨结节共同组成盆底基石。该基石为一个四边形，它的四个顶点分别是耻骨联合、坐骨结节(两个)和尾骨，记住这四个顶点能帮我们更好地进行理解。

　　我们可在脑海中勾勒出盆底的形状。盆底的能量中心——根轮的标志同样是一个四边形。这时，象征性符号与解剖学构造不谋而合，不过根轮是非实物层面的。根轮的另外一个标志是一朵四瓣莲花——如果你不熟悉这个造型，还可以想象它是代表着幸运的四叶草，现代很多女性朋友脖子上戴着的四叶草项链，它的每一片叶子都指向盆底的一个角，如图 31 所示。从耻骨联合到尾骨画一条直线，盆底可以被分为左、右两个部分。如果在两个坐骨结节之间画一条直线，盆底可以被分为前、后两个部分。这两条直线合在一起，可以将盆底划分为四个区域：右前区、右后区、左前区、左后区。

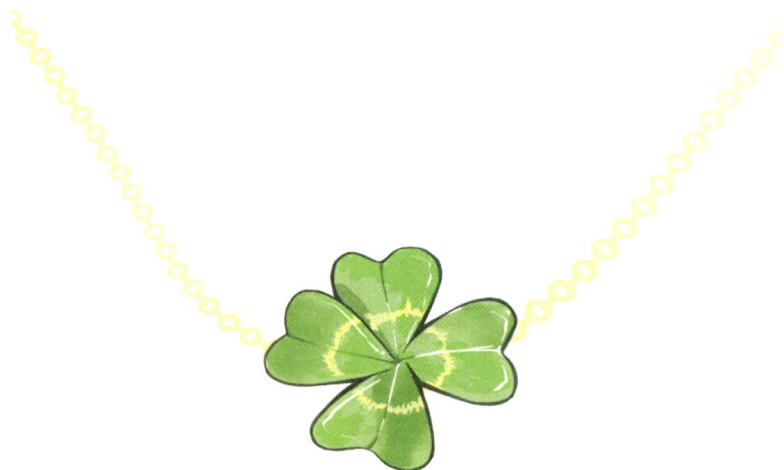

图 31　四叶草

坐骨结节触摸：站立，髋关节微屈，上身稍稍前倾。这个姿势可以让你很轻松地用右手指尖(中指即可)触摸右侧坐骨结节，如图 32 所示。

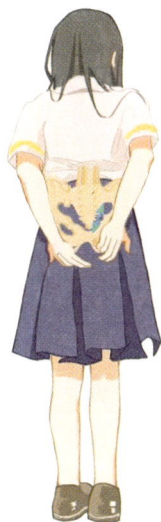

图 32　触摸右侧坐骨结节

盆底结构模拟如图 33 所示。

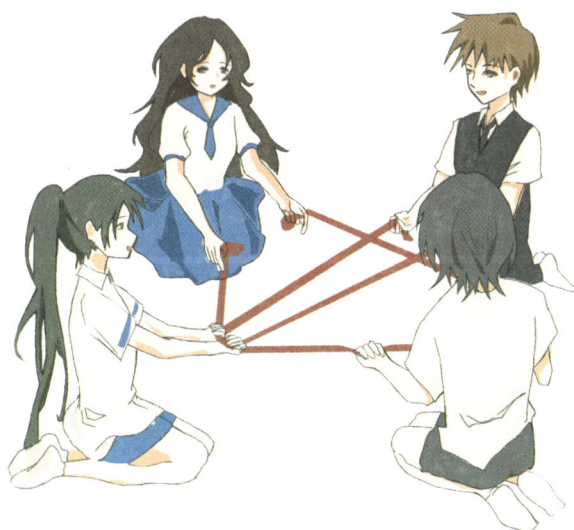

图 33　模拟盆底结构

　　我们来做一个游戏，模拟一下盆底的结构。需要四个小朋友和几条弹力带来搭建一个放大版的"盆底"。如何搭建盆底模型呢？首先由一个人来扮演尾骨，她对面的一个人扮演耻骨，她两侧各一人扮演坐骨。这样我们就建立起了骨盆的骨架，然后"肌肉"（弹力带）就能"附着"在上面了。从"尾骨"处发出的若干条"肌肉"呈辐射状被拉向"坐骨"和"耻骨"。两个"坐骨"之间拉起的横向的"肌肉"的中点即为会阴中心点。当任何一个点被过力牵扯向另外一个点时，身体就会失去平衡，出现疼痛，比如孕期最常见的耻骨疼痛，就是随着腹部的增大，向耻骨方向牵扯的力度过大，骶骨、尾骨、腰背需要使劲地往后牵拉才能保持平衡，所以孕期除了容易出现耻骨疼痛之外，还容易出现腰骶部、坐骨、尾骨的疼痛。

　　坐骨结节+耻骨感受呼吸练习，如图34所示。

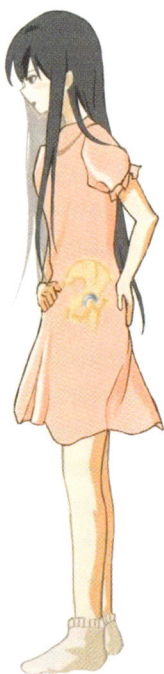

图34 坐骨结节+耻骨感受呼吸练习

第一步：站姿，将左手指尖放在右侧耻骨上，右手指尖放在右侧坐骨上。这样，两手指尖之间的区域就是盆底的右前区。

第二步：此时，我们试着进行3~5组腹式呼吸，吸气3~6秒，呼气6~8秒，吸气时缓慢打开右侧骨盆，呼气时缓慢收缩，观想盆底的这一区域，想象呼吸的气流可以抵达此处。这样就能将盆底的气（能量流）汇聚到盆底的右前区域，想象一下从坐骨到耻骨之间肌丝的相向与相背滑行，提高我们对此处的感受能力。你可能由此感受到这个区域细微的、自发的运动。

第三步：1分钟后，将双手移开，甩一甩进行放松。体会盆底的左、右两侧是否有差异。将身体重量完全落在右腿上，然后再换到左腿上，体会两腿在站立稳定性方面是否有差异。然后先抬一抬左腿，再抬一抬右腿，体会右侧髋关节是否变得更加灵活了。

你会感受到，这种对盆底基石进行触摸并辅以想象的练习，有助于提高站立的稳定性和髋关节的灵活性。

坐骨结节+尾骨感受呼吸练习，如图35所示。

第一步：站姿，将右手中指指尖放在右侧坐骨结节处，左手中指指尖放在尾骨上。这样，两手指尖之间的区域就是盆底的右后区。

第二步：此时，我们试着进行3~5组腹式呼吸，吸气3~6秒，呼气6~8秒，吸气时缓慢打开右侧骨盆，呼气时缓慢收缩，观想这一区域，想象呼吸的气流抵达此处。这样就能将盆底的气（能量流）汇聚到盆底的右后区，想象一下从坐骨到尾骨之间肌丝的相向与相背滑行，提高我们对此处的感受能力。你可能由此感受到这个区域细微的、自发的运动。

第三步：1分钟后，比较两侧盆底的感觉。你可能发现两侧盆底的差异变大了。

接下来请你用同样的方法感受盆底的左侧的另外两个区：左前区与

左后区。

当我们能够通过呼吸来感受到坐骨结节+尾骨之间肌丝的相向与相背滑行后，我们可以尝试用站姿在 WAFF 气垫上采用同样的方法进行练习，这样可以大大提升我们训练部位肌肉的感知能力，会有意想不到的收获。

总结：在上面的练习中，我们随着呼吸对盆底各个区域（左前区和左后区，右前区和右后区）进行了观想和感受。每一次身体运动，这些区域都会进行相应的协同工作，这些协同工作必须和谐而平衡地进行。我们从练习中能够体会到，简单地站立在 WAFF 气垫上，仅仅凭借触摸和想象，就足以引起盆底感觉的改变。所以对那些产后盆底功能受到损伤、中老年感知下降的女性朋友来说，

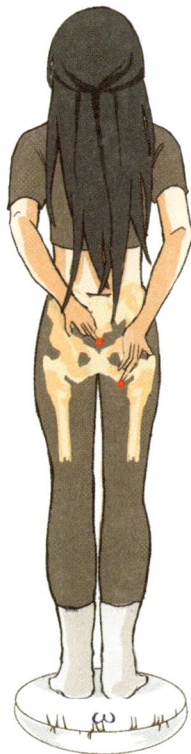

图35　WAFF 站立位坐骨+
尾骨肌丝滑行感知训练

首先应该学会的是盆底感知训练。专业老师在指导学员时，更应该经常布置作业，让学员回家进行触摸与想象训练。

第二节　了解骨盆关节

对盆底训练的初学者来说，大致了解一下骨盆关节的相关知识就可以了，经过多次阅读和练习，就能渐渐加深对这部分内容的理解。我们的学习内容适合医生与康复师，也适合那些需要认真感知盆底运动的爱

好者。与骨盆有关的关节分为骨盆关节和骨盆周边关节。骨盆周边有以下几个关节：两个髋关节，髋关节能进行多个方向上的运动；一个腰骶关节，由第5腰椎椎间盘与骶骨底形成的关节和两个由骶骨后面的上关节突与第5腰椎的下关节突形成的平面关节，如图36所示。腰骶关节只能进行两个方向上的运动——前屈和后伸。

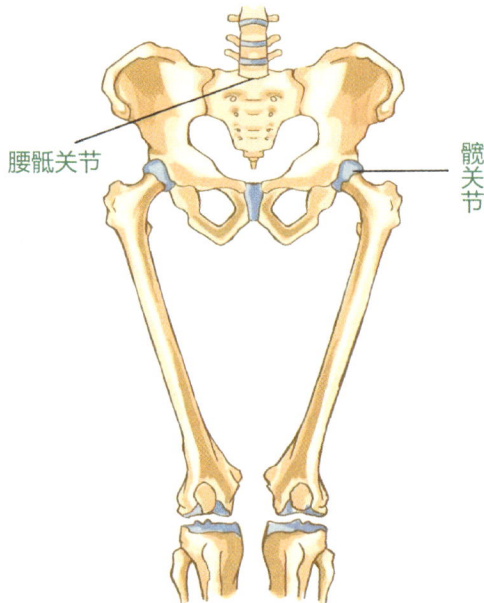

腰骶关节

髋关节

图36　骨盆周边关节

骨盆的结构随身体的不同状态有所变化，如图37和图38所示。

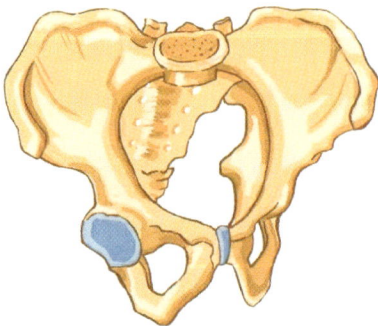

图37　正常骨盆

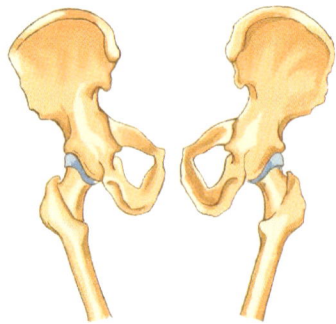

图38　分娩打开的骨盆

　　女性的骨盆形状与胎儿头颅的尺寸有关。分娩时，即使女性的骨盆已经很宽大，但相对于胎儿的头颅来说，还是不够。于是，为了降低分娩的难度，骨盆的另一特性发挥了重要作用：借助于关节的存在、松弛剂的分泌，骨盆可以改变自身形状，使产道暂时性地扩宽。这也是我们医生、助产士、康复师等需要知晓的。在第一产程中，骶骨后仰使大骨盆扩大，胎儿头颅得以进入盆腔。在第二产程（即正式的分娩过程）中，骶骨上端（骶骨岬）前倾，骶骨下端则连同尾骨向后移动，两个坐骨结节相互远离，小骨盆扩大，产道变宽，胎儿得以顺畅地娩出。骨盆内部骨的运动能使骨盆的前后径增加约 3.5 厘米，另外，胎儿的头颅还能转动，而且能发生弹性形变，在骨盆的轻柔挤压下拉长。母亲的骨盆就像一个雕塑师，将胎儿的头颅塑造成适合分娩的形状。分娩时骨盆的扩张会刺激经络，也就是我们身体的能量通路，因此会大大促进器官和组织的血液流通，使之比平常更具能量。这种效应将持续相当长的一段时间。分娩时并不只有骶骨发生了运动，构成骨盆的其他各骨及椎骨和腿骨都会发生位置的改变。这种改变如果是协调的，将大大提高身体的灵活性，增强身体力量。经历了分娩过程后，女性可从事的运动范围可能得到拓展。经常听到有一些女性会开心地分享，原本困扰自己的痛经在产后竟然消失了，也就是这个道理。如果我们能使骨盆内部协调运动，就能极大地提升双腿和脊柱的灵活性，减轻背部的负担，甚至能对足部和下颌的姿势产生积极的影响。

第三节　熟悉骨盆的运动方式

　　采取站姿时，我们来把骨盆视作一个整体运动单元。骨盆有三种典型的运动方式：前后摆动、左右摆动和水平旋转。骨盆逆时针旋转时，左侧髋骨向后，右侧髋骨向前；骨盆顺时针旋转时，左侧髋骨向前，右侧髋骨向后。仔细领悟之后，我们发现这种骨盆水平顺时针与逆时针旋转的训练经常用于治疗髋骨旋转。所以很多轻度的骨盆问题，只要了解自己的骨盆，能感受自己是在哪个方向出现了障碍，自己也能轻松地解决这些问题。

第四节 站姿时骨盆的前后摆动训练

站姿时骨盆前后摆动练习，如图 39 所示。

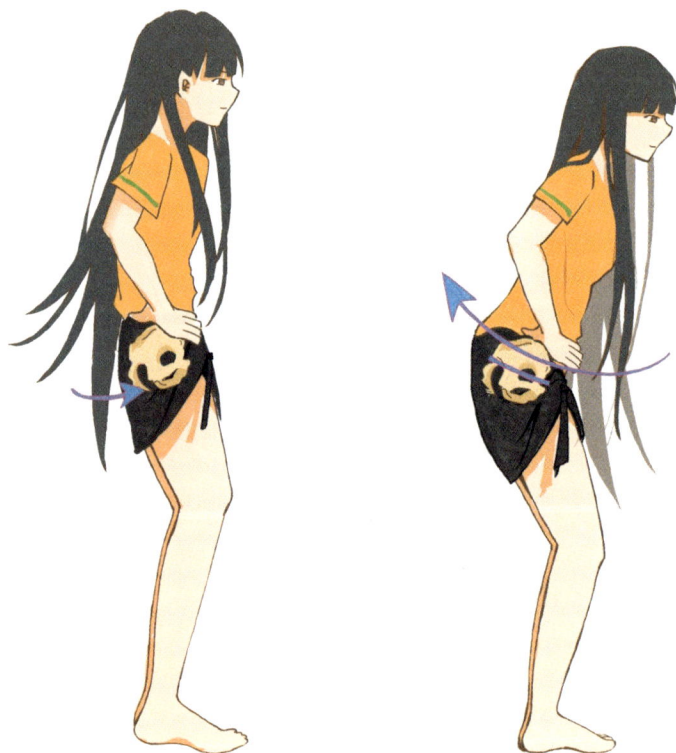

图39 站姿时骨盆前后摆动练习

　　第一步：竖直站好，双脚间距与髋同宽，膝关节微屈。先使骨盆前倾，腰椎曲度因此稍稍增大，感受两个坐骨结节的相互远离和骶骨的前倾。

　　第二步：使骨盆后倾，腰背部因此向后弓起，腰椎曲度减小，感受两个坐骨结节的相互靠近和骶骨的后仰。

　　第三步：再使骨盆前倾，腰椎曲度再次稍稍增大，这次着重感受两髂前上棘的相互靠近和骶骨的前倾。再使骨盆后倾，腰背部又一次弓起，感受两个髂前上棘的相互远离和骶骨的后仰。多次重复骨盆的前倾与后倾，直至你能清晰地感受到组成骨盆的各块骨的相对运动。

　　当能够认真做好站姿骨盆前后摆动练习后，我们可以尝试在 WAFF 气垫上采用同样的方法进行练习，整个骨盆的灵活性就能很快调动，特别适合那些骨盆比较僵硬，运动起来有疼痛感的患者，如图 40 所示。

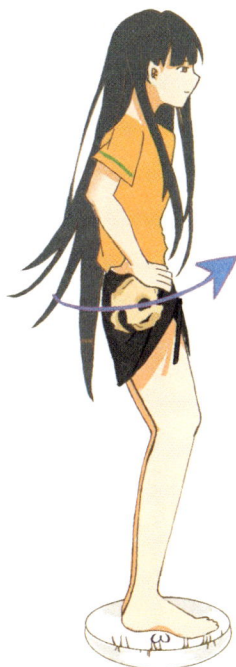

图 40　站在 WAFF 气垫上进行骨盆前后摆动练习

练习过程中，试着去体会盆底肌和其他肌肉是如何紧张与松弛的。对于腰痛或者腰背部灵活度下降的患者，学会骨盆的前后摆动最为关键，因为后来的很多动作需要骨盆的摆动；对于老年人来讲，可能会觉得这个简单的动作很难完成，不要紧，经过多次的感知与练习就能掌握。

第五节　躺姿时骨盆前后摆动练习

躺姿时骨盆前后摆动练习，如图 41 所示。

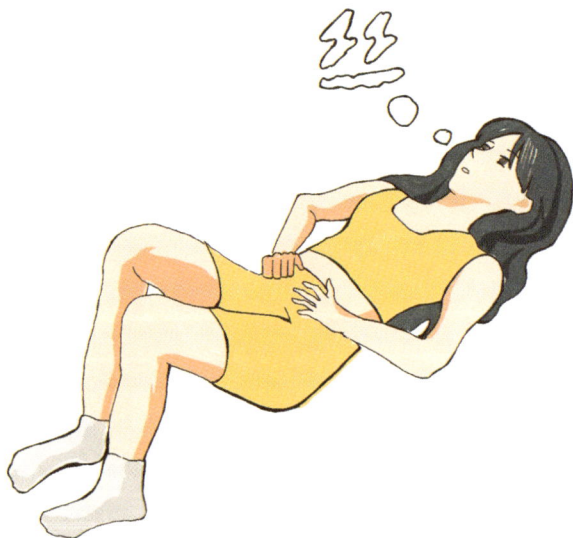

图 41　躺姿时骨盆前后摆动练习

临床中，产后骶骨前倾（点头）是比较常见的，我们通常建议患者平躺下来时进行骨盆后倾的锻炼来缓解腰疼。如果出现骶骨后府（反点头）异常，我们通常建议患者进行骨盆前倾的锻炼来缓解腰疼。不管练习骨盆前倾还是后倾，我们首先要做好学习骨盆前后的摆动；再根据具体情况强调在前倾时保持动作并稍作停留，或许在后倾时保持更长时间。

第一步：平躺，双脚间距与髋同宽，屈髋屈膝，吸气时，闭上双眼，想象腹部像花瓣一样地打开，腹部肌群舒张，先使骨盆前倾，腰椎曲度因此稍稍增大，感受两个坐骨结节的相互远离和骶骨的前倾。

第二步：呼气时发出"齿"或者"丝"的声音，微微上提耻骨，腹部慢慢收回，再使骨盆后倾，腰背部因此向后弓起，腰椎曲度减小，感受两个坐骨结节的相互靠近和骶骨的后仰。

我们还可以借助小的 WAFF 气垫来进行骨盆前后摆动训练，如图 42 所示，这样可使动作更加轻柔，适合孕期与产后的女性训练。将 2 个小 WAFF 分别放置于骨盆底部、肩背部，吸气时，闭上双眼，想象腹部像花瓣一样地打开，腹部肌群舒张，先使骨盆前倾，腰椎曲度因此稍稍增大，感受两个坐骨结节向下轻轻地压 WAFF 气垫，并使坐骨结节相互靠近、骶骨前倾。呼气时发出"齿"或者"丝"的声音，微微上提耻骨，腹部慢慢收回，感受骶骨下压 WAFF 气垫，再使骨盆后倾，腰背部因此向后凸起，腰椎曲度减小，使两个坐骨结节相互远离和骶骨后仰。还可以同时想象从腹部肚脐的方向有一颗弹珠沿着腹直肌的方向滑落到耻骨正中，呼气时弹珠从耻骨正中沿着腹直肌回落到肚脐。

在进行骨盆前后摆动练习时，我们还可以同样的方法进行单侧练习，但会增加一些难度。当我们转弯时，骨盆绕着某一侧股骨头进行转动。如果盆底不具备一定的弹性，上述运动是无法很好地完成的。在练习过程中，请注意感受，在骨盆相对于髋关节的运动中，身体左右两侧是否同样灵活，不灵活的一侧需要加强锻炼。

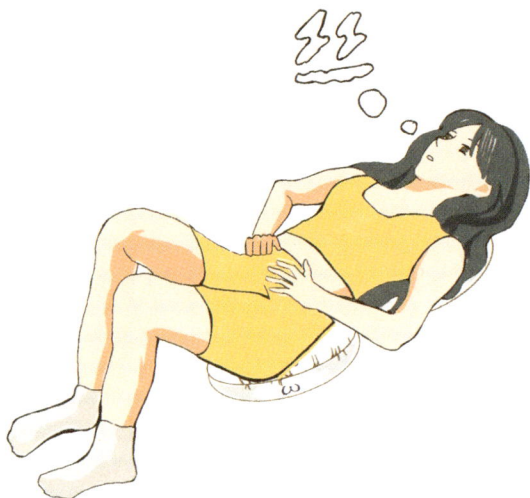

图 42　躺在 WAFF 气垫上进行骨盆前后摆动训练

第六节　熟悉骨盆的可动性

关节是可运动的，骨盆关节的可动性是我们进行盆底肌训练应该了解的知识点。熟悉骨盆关节的可动性，对我们进行盆底肌训练有帮助。骨盆关节运动示意图如图 43 所示。

骨盆包含多个关节，如耻骨联合、骶髂关节、骶尾关节，如图 44 所示。

其实，耻骨联合算不上真正的关节，它只是一块纤维软骨将两侧的耻骨连接在一起的结构，可动性很小。但在分娩时，这个关节会变得更大一些。骶髂关节将左、右两块髂骨与中央的骶骨连接起来。骶髂关节是真正的关节，它有两大特征：一是髂骨侧的关节面被纤维软骨覆盖，这在紧密的关节中很常见；二是骶骨侧的关节面被透明软骨覆盖，这又是那些灵活可动的关节的典型特征。所以，骶髂关节具有两面性，既坚

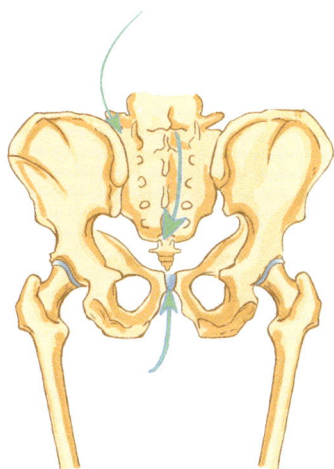

图 43　骨盆关节运动示意图

耻骨联合

骶髂关节

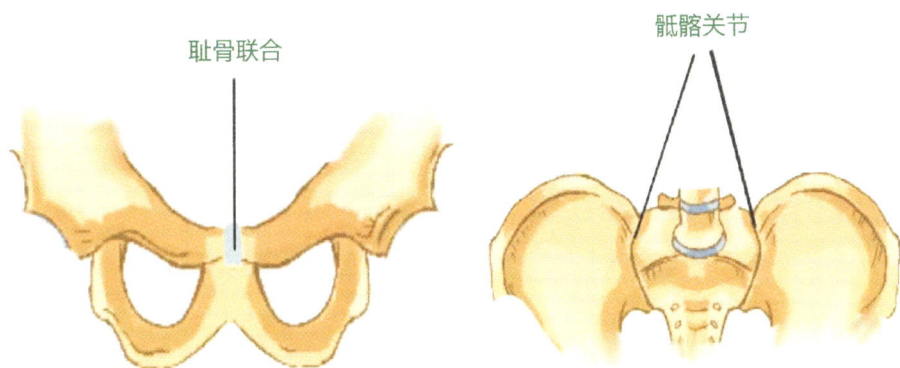

图 44　耻骨联合与骶髂关节

固稳定，又能小幅度活动。于是骨盆的各块骨就可以通过耻骨联合和两个骶髂关节产生相对运动。这种运动在盆底训练中非常重要，因为耻骨联合和两个骶髂关节属于闭合的骨盆环的组成部分，也就是说，一个关节的运动会对闭环内的其他关节产生影响。所以当孕中、晚期的时候，体内松弛剂的分泌会引起骨盆的耻骨联合、骶髂关节稳定性发生变化，从而出现骨盆带的疼痛，比较常见的是耻骨联合的分离，如图 45 所示。骶髂关节处疼痛、髋骨的转动会带来整个骨盆的不协调。

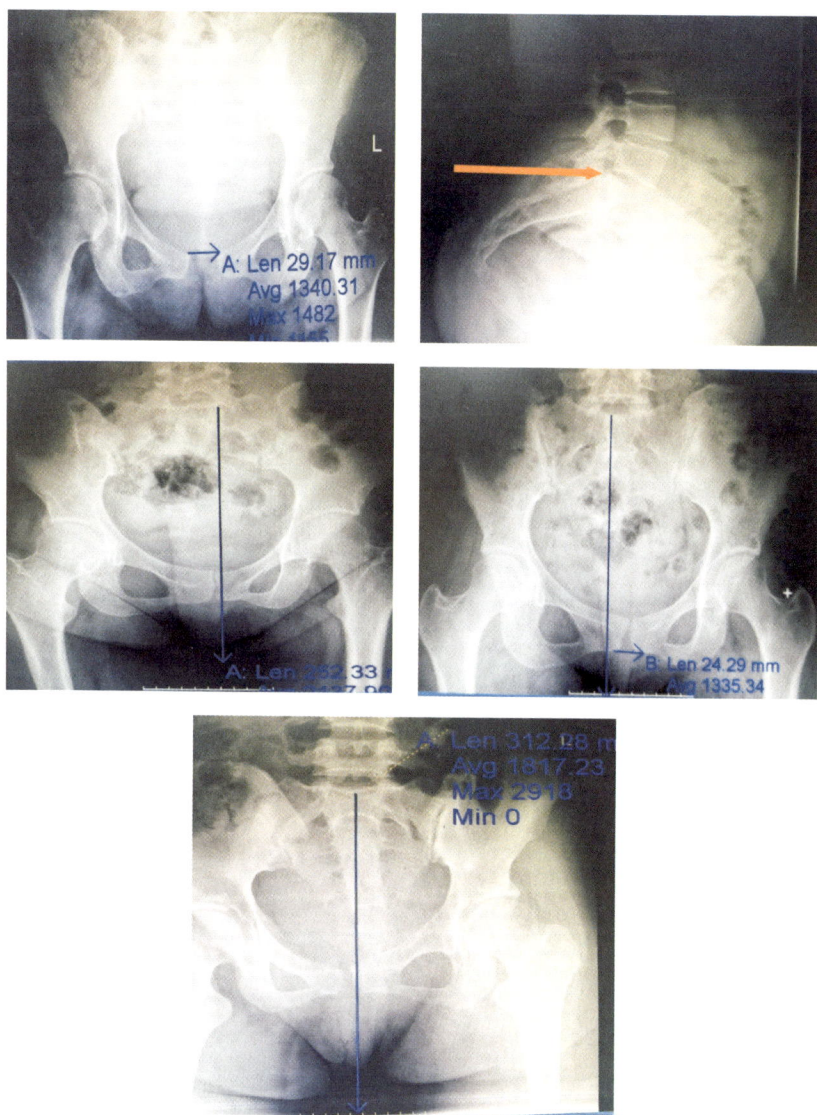

图45 临床常见骨盆关节改变的X线片

还有一个由骶骨和尾骨构成的关节，叫"骶尾关节"。尾骨在此关节处可以进行前后摆动，从而改变盆底肌的张力。各块尾椎之间也可能存在一定的活动性。人的臀部猛然着地时，会造成尾骨的骨折或前翘。由于尾骨上附着多块盆底肌，受过伤的尾骨在进行盆底锻炼时，盆底会因此受到影响，可能影响分娩，甚至影响两性生活。所以在分娩过程中，准备顺产时，医生应该询问这位产妇曾经是否有过尾骨的骨折，因为在进入第二产程的时候，有过尾骨骨折的患者，其盆底肌前后摆动空间会受到限制，从而导致盆底肌柔韧性降低，可能会造成顺产失败。

随着年龄的增大，尾骨的各块椎骨之间及骶尾关节处会逐渐骨化，但我们可以通过盆底训练来尽量避免这种情况的发生。盆底训练能使这些关节更加灵活自如，延缓它们的骨化，并能因此提升性生活的质量。因为骨盆内这些关节的存在，构成骨盆的各骨之间才可以进行相对的活动（尽管幅度很小）。如果骨盆的活动性太大，则会丧失稳定性；但如果骨盆完全无法活动，也会产生问题，脊柱和双腿的活动都会受限，上、下身之间力的传递也无法正常进行，我们的走路姿势就会像机器人一样僵硬。骨盆内部关节的活动性对双腿和脊柱的协调运动，以及女性的分娩过程都有重要意义。如果骨盆内部不具有活动性，女性将无法分娩，也跳不出摇曳多姿的舞步。我们在后面的运动中会重点讲解利用对骶尾关节与尾骨的训练来缓解产伤或者外伤引起的尾骨疼痛与错位。骶尾关节损伤后的 X 线片，如图 46 所示。

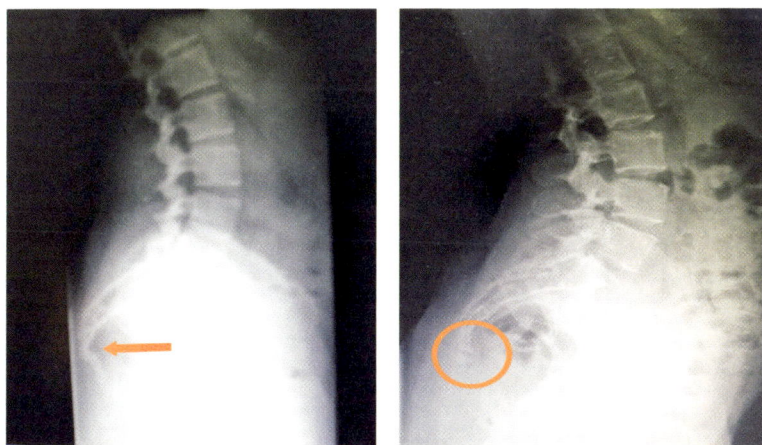

图 46　不同损伤程度的骶尾关节 X 线片

第七节　坐骨结节运动感受与呼吸感觉体会

第一步：首先让我们来感受一下坐骨结节的运动。竖直站好，双脚间距尽量大一些，双手触摸两个坐骨结节。

第二步：在吸气时，进行腹式呼吸，让腹部轻轻地像花瓣一样打开，盆底肌也跟着舒展开来，然后令膝关节屈曲——呼气时伸展，感受坐骨结节是如何移动的。你会发现，屈腿时，两个坐骨结节会相互远离。伸腿时，呼气将腹部收紧，盆底肌会跟着向上，向内拉近，两个坐骨结节又会相互靠近。

盆底紧张会使膝关节承受过度负荷，容易导致膝关节病变。松弛或者过度扩张的盆底与腰椎过度前凸也是相互关联。所以，产后女性的腰椎过度前凸问题，也是导致腰疼最重要的原因。通过上面这个练习，你会发现骨盆的运动与双腿的运动和脊柱的运动是相互关联的。许多腰骶部疼痛及腿部姿势不良，其根源都与盆底有着密不可分的关系，所以产后盆底肌的康复与训练是十分重要的。

第八节　熟悉骶骨的枢纽性地位

下面，带大家把目光投向骶髂关节。前面提到过骶髂关节的构成，观察骶髂关节骶骨侧的关节面，你会看到此处像一个回旋镖状的凹面，叫作"耳状面"，分为左、右两侧，如图47所示。骶髂关节承担着来自两个方向的力，既有上半身重量形成的压力，又有从双腿部传来的、地面对脚底造成的反作用力。另外，股骨和骨盆组成了一个拱形结构，骶骨正是这个拱形结构的"拱心石"。拱形结构在力学上是非常稳定的,并且其承受的压力越大,稳定性就越高。所以,人体重心位于骶骨前缘。而由于孕期生理性原因,腹部增长带来骨盆前倾与松弛剂的分泌通常容易使骶骨的重心负担加重,骶髂关节容易松动,之后就出现腰骶部疼痛高发。我们需要及时进行康复与调理,避免腰椎间盘突出及腰骶部病变的发生。

骶髂关节

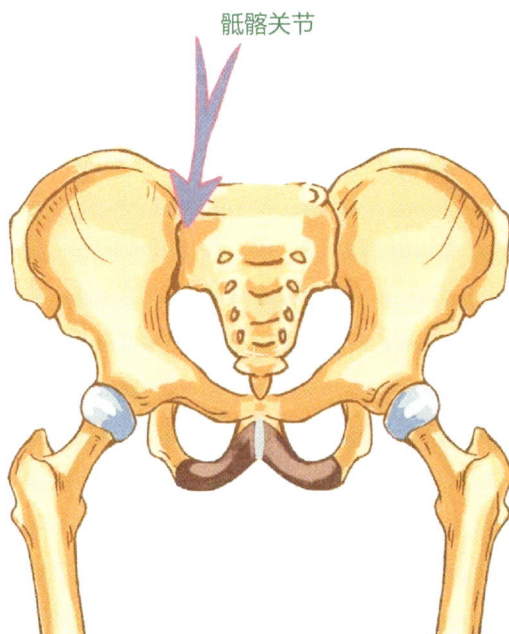

图 47　骶髂关节

第九节　体会骶骨承重感受练习

第一步:让我们的身体保持站姿,双脚微微打开,双手放置于骶骨处,先想象上半身的重量随着呼吸的气流落在骶骨上面。骶骨会将这份重量均匀地分散到双腿上,双腿再将重量传向地面。

第二步：姿势不变，再来感受地面对双腿的反作用力。想象这股力量通过双腿向上传导，从下方作用于骶骨。请感受从上半身传至骶骨的力量与从下半身传至骶骨的力量是否一样。

通常孕晚期或者肥胖的人，会感受到这两股力量是不平衡的，当上面的力量增加时，下面则需要更多的支持力来维持平衡，久而久之，就出现了腰骶的疼痛，或者下肢膝关节的疼痛。

在孕期或者产后，我们只需要进行这种骶骨承重的感受训练即可，采用这样简单的感知训练比靠墙站对调整骨盆中立位有效得多。

第十节　如何进行箭头想象练习

箭头想象练习，如图 48 所示。

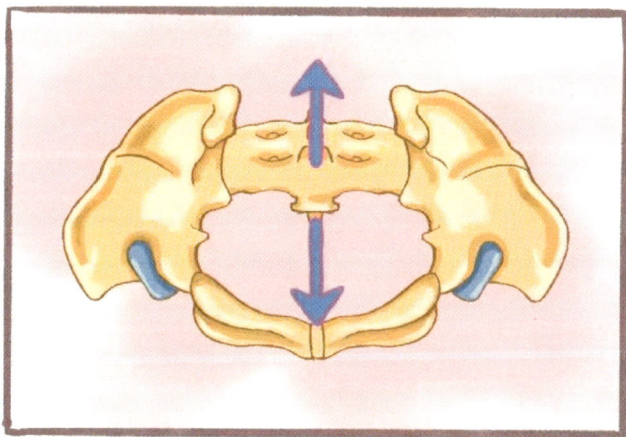

图 48　箭头想象练习示意图

什么是骨盆的正确姿势？就是经常提到的保持骨盆中立，从图 48 中可以看出，骶骨就像一个向下的箭头，在两块耻骨之间形成了一个向上的箭头。在站立和行走时想象这两个箭头并进行感受训练，可以改善骨盆姿态，减轻骶骨的负担。孕期耻骨联合处不稳定会导致向上的力量减弱，骨盆的姿态就自然发生了改变，出现耻骨区域疼痛，始终保持我们向下的力与向上的力达到平衡是维持整个骨盆正确姿态的关键。我们可从孕初期开始加强耻骨与骶骨的重力支持练习，以改善孕期的耻骨区域疼痛。

第十一节　掌握髋骨的运动

髋骨的运动，如图 49 所示。

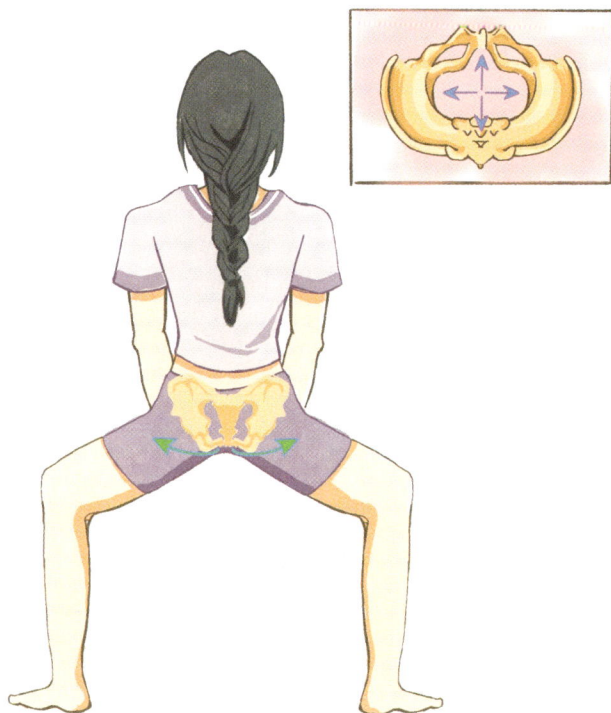

图 49　髋骨的运动示意图

我们在脑海中想象这些骨的运动，这样不仅有益于感受训练，还能锻炼右脑。骶骨运动伴随着左右髋骨发生运动。让我们来感受一下屈腿时坐骨结节的运动——它俩会相互远离，在两个坐骨结节相互远离时髋骨的上端会相互靠近，这个部位在"髂前上棘"，即腹股沟外上方，很容易摸到。所以屈腿时，骨盆的运动包括骶骨前倾、两个坐骨结节相互远离及两个髂前上棘相互靠近。前倾也叫点头动作。当我们点头时，头部会向前移动少许。骶骨前倾与这个动作很相似。骶骨前倾时，尾骨会向相反的方向运动，即向后翘起。双腿伸直时，上面的整个过程又会像电影倒放一样发生：骶骨回正，两个坐骨结节相互靠近，两髂前上棘相互远离。感受骨盆内这些细微的运动，对盆底训练、腰背部健康和正确体态的保持都有至关重要的作用。建议女性为分娩做准备时，可以经常性地进行这一运动。

第十二节　骶骨与坐骨结节关联性感受与呼吸练习

第一步：我们在骶骨上方两侧能摸到有两个小小的凸起就是骶髂关节。双脚分开大于肩宽，直腿站立，双手放在骶髂关节上，用拇指指尖感受关节处的运动。

第二步：吸气时腹部打开，做一个吸气停顿，屈腿，两个坐骨结节相互远离。想象骶骨前倾，尾骨向后翘起。缓慢呼气，伸腿时，想象与上述方向相反的运动——骶骨回正，两个坐骨结节相互靠近。

重复上述运动过程5~7次。为了增加一些难度，提高本体感觉，我们可以借用1个小WAFF气垫，将双脚站立于小气垫两边，保持稳定之后再进行前面的动作训练。我们还可以闭上双眼，在气垫上去感受训练，效果会更佳。如果处于孕期，为了孕妇的安全，我们需要有治疗师或者老公在一边陪同训练，时刻维持她的稳定性，如图 50 所示。

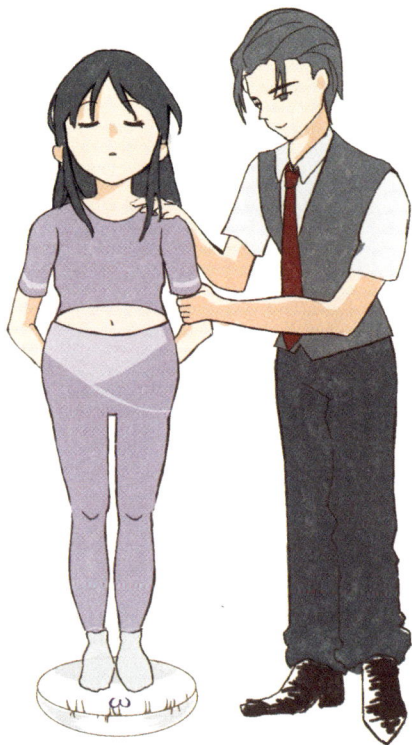

图 50　孕妇在他人陪同下站在 WAFF 气垫上练习

第十三节　骶骨与髂嵴关联性感受与呼吸练习

骶骨与髂嵴关联性感受与呼吸练习，如图 51 所示。

第一步：双脚分开大于肩宽，伸腿站立，双手放在髂前上棘上。

第二步：同时进行胸式与腹式吸气，骶骨和尾骨回正，两髂前上棘相互远离，屈腿时，通过发出"丝"的声音，胸廓回缩，收紧腹肌。

在脑海中想象这样的画面：两髂前上棘轻微地相互靠近，骶骨前倾，尾骨翘起尤其是膝关节完全伸直后，你可能感觉到两个髂前上棘的

61

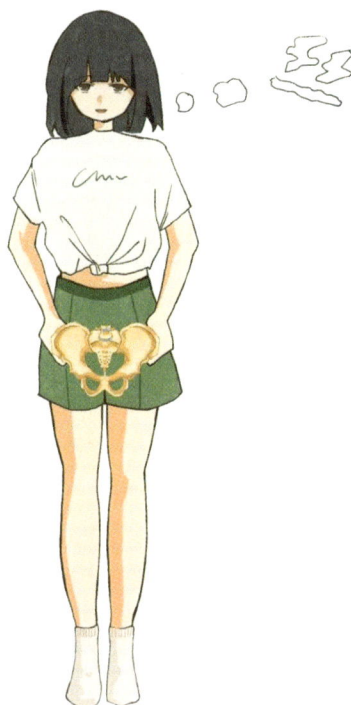

图 51　骶骨与髂嵴关联性感受与呼吸练习

距离变大了一些。重复上述运动过程 5~7 次。

　　这个运动的感受非常细微，老年人或者骶髂关节僵化的人可能完全感受不到。这个动作同样可以在小 WAFF 气垫上进行训练。

第十四节　骨盆上抬感受练习

　　骨盆上抬感受练习，如图 52 所示。

　　第一步：仰卧，双肩下沉，屈髋屈膝，双脚微微打开比肩宽，向臀部靠近，双膝支起，慢慢地向上抬起骨盆，感受两个坐骨结节的运动——

它们在相互靠近。

　　第二步：使骨盆慢慢地沉向地面，感受两个坐骨结节相互远离，想象抬起骨盆的力量来自盆底。重复上述运动过程 3 次。

　　第三步：休息片刻后再次抬起骨盆，这次要将注意力集中在尾骨上。想象尾骨上方有一个鱼钩，鱼钩上挂着一张渔网，在骨盆上抬时是鱼钩在轻柔地将骨盆上提，在骨盆下降时是它在帮助骨盆轻柔地着地。

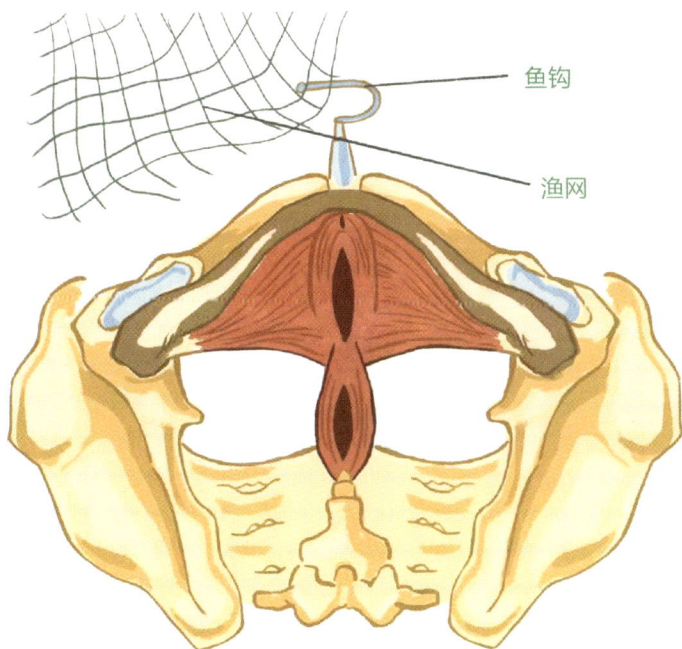

鱼钩

渔网

图 52　骨盆上抬感受练习（鱼钩想象）

　　重复上述运动过程 3 次。我们还可以将 4 个 WAFF 小气垫分别放置于肩下、骨盆下、双脚下，先让肩部感受，下沉在 WAFF 气垫上，之后让骨盆轻轻地贴近 WAFF 气垫，双脚分别踩在小 WAFF 两边，重复上面的动作，如图 53 所示。这时肩、背、腰、大腿、骨盆的肌肉会一起参与运动，我们的感知也会有更明显的提升。刚开始的时候可能会有一些晃动，不要紧，慢慢地在不平衡中找到平衡，在动态下进行运动，你就会很快适应。

你会发现背部也放松了下来。

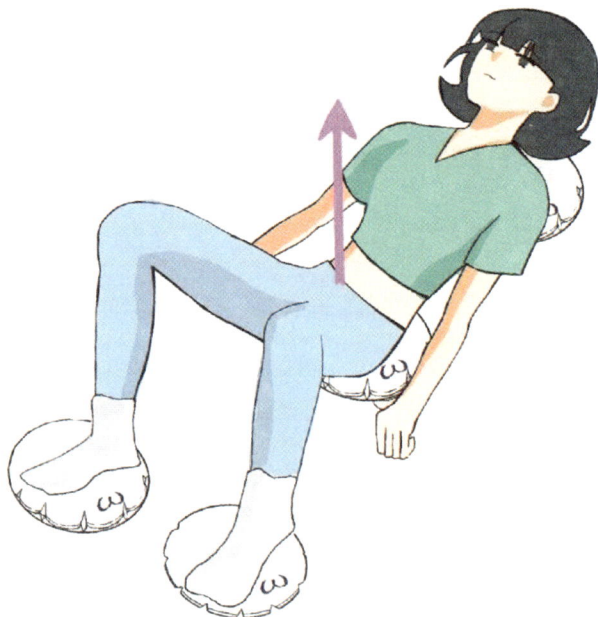

图53 WAFF气垫上的骨盆上抬感受练习

第十五节 骨盆的转动

骨盆的旋转是指单侧或者双侧髂骨在纵轴上相对脊柱发生向左（顺时针）或向右（逆时针）的旋转，人体自身为了寻求平衡，使脊柱出现与骨盆扭转方向相反的作用力，在生活中，长时间身体单侧运动或单侧使用过多（如电脑伏案，处于孕期与哺乳期，用不协调的训练动作健身），就会造成身体的不平衡，会给关节、肌肉、韧带造成过度负荷。当我们感到腰骶部或者盆底疼痛时，身体已经失衡很久了。下面我们来熟悉如何判断两侧髂骨是否存在不平衡，然后进行矫正工作。

第十六节 判断骨盆的左右转动

判断骨盆的左右旋转示意图如图54。

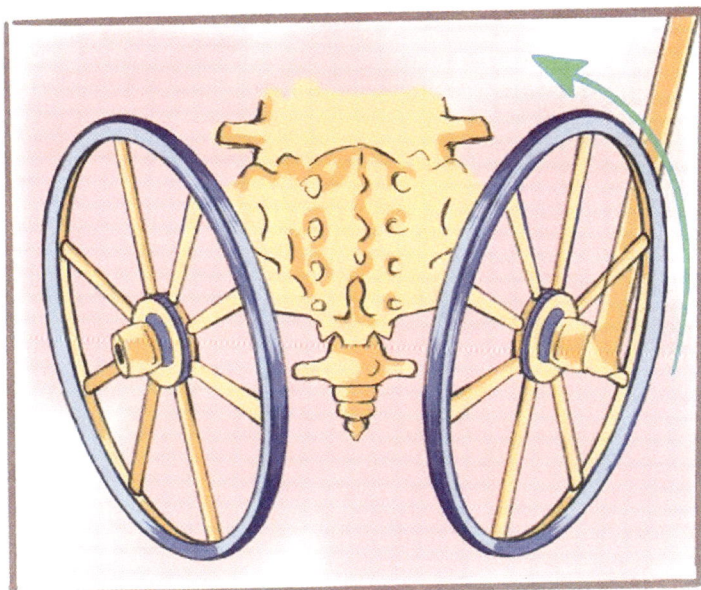

图54 判断骨盆的左右旋转

　　判断骨盆是向左还是向右旋转，对我们来讲，实在是太简单了。我们把两侧髋骨想象成两个车轮。当一个车轮相对靠前时，骶骨的一侧会被拉向前，另一侧则会向后。对第 5 腰椎来说，它下面的平台(骶骨底)发生了歪斜，整个脊柱就会因此而扭曲。你的身体是否存在这种情况很容易确定。竖直站好，双手五指张开放在髂嵴上。如果你的手很大，可以用拇指和中指同时摸到髂前上棘和髂后上棘。向前送出你的右侧髋骨(右车轮)，左侧髋骨会向反方向移动。感觉如何？现在向前送出你的左侧髋骨（左车轮），右侧髋骨会向反方向移动。感受一下，哪一侧的运动对你来说更容易？理想情况下，站立时两侧髋骨运动给你带来的感受应该是一致的。但如果你的右侧髋骨相对容易向前送出，说明你的骨盆存在左旋问题，这样的人通常来说脊柱向左转动更为灵活。如果你的左侧髋骨相对容易向前送出，说明你的骨盆存在右旋问题，这样的人通常来说脊柱向右转动更为灵活。当今社会，我们几乎每个人都存在轻微的骨盆旋转问题，这在产后女性身上特别常见，无须恐慌，只需要对骨盆进行矫正，就能使其恢复平衡状态。大多数患者认为，对骨盆进行矫正是一件很难的事情，当我们知道了问题所在，就可以通过感受和想象来平衡我们的骨盆，用意念调整身体姿势，这其实是一件比较容易的事情。

第十七节　股骨与髋骨的相对旋转与感受练习

腿部姿势与骨盆姿势密切相关。腿部还有另外一个与盆底相关的运动，即在膝关节伸展且双脚位置固定不动时，股骨会向身体内侧小幅度旋转，股骨之上的髋骨却外旋，而位于髋骨下端的两个坐骨结节会相互靠近。屈腿时则相反，股骨会向身体外侧小幅度旋转，股骨之上的髋骨内旋，位于髋骨下端的两个坐骨结节会相互远离。对盆底和腿部的运动进行有意识的协调练习，有利于预防膝关节炎和髋关节炎的发生。

仰卧屈膝、双手放在大腿下方，伸双腿，试着感受股骨的旋转——这发生在双腿伸直的最后阶段，你的手可能会感受到股骨在轻微地向内旋转。如果把手放在髋骨和坐骨结节处，可以发现伸腿的同时髋骨在向外旋转，两个坐骨结节在相互靠近。屈腿时，情况则正好相反，股骨向外旋转，同时髋骨向内旋转，两个坐骨结节相互远离。多次屈伸双腿，在运动过程中想象股骨和髋骨的运动，屈腿时股骨外旋、髋骨内旋，伸腿时股骨内旋、髋骨外旋。

这样的感知训练可以平躺在大 WAFF 气垫上进行，感受会更加明显。

第十八节　感受骨盆与脊柱之间相互作用的训练

感受骨盆与脊柱之间的相互作用与训练，如图 55 所示。

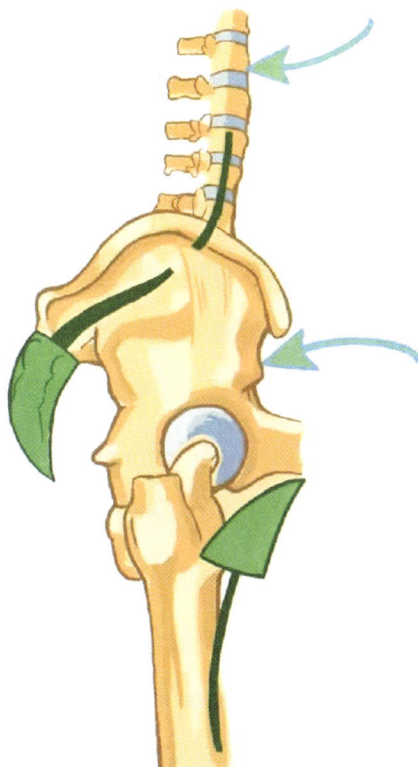

图 55　感受骨盆与脊柱之间的相互作用训练

骨盆的运动与双腿的姿势紧密关联，并且通过骶骨与脊柱的姿势相互影响。通常有背部问题的人能从盆底训练中取得意外收获——背痛神奇地消失了。脊柱中主要负责承重的是椎骨和椎间盘，主要负责运动的是椎间关节、椎弓上的突起（横突和棘突）及附着在其上的肌肉和韧带。我们除了检查患者的盆底肌力量，还需要检查患者的脊柱情况，并指导盆底肌训练的患者进行脊柱灵活训练。如果脊柱的灵活性受限，盆底就会失去弹性。脊柱获得放松时，盆底的弹性也会立竿见影地提高，这样的训练可以说是一举多得。反过来，盆底弹性改善后，脊柱的灵活性自然也得以提高。骨盆底部被我们称为根轮，脊柱就是气的主要通路，即脉轮。能量通过脊柱流出，到达身体各处。如果肉体越灵活，能量的流动感就越强烈，精力也就越充沛，反之精神乏力。

下面，带大家了解骨盆前倾和后倾时脊柱和盆底的变化。骨盆前倾时，骶骨前倾并拉动腰椎向前凸（即脊柱伸展）。所以，骶骨前倾和脊柱伸展相互关联。骨盆后倾时，骶骨后仰，腰背部向后弓起（即脊柱屈曲）。所以，骶骨后仰和脊柱屈曲相互关联。接下来带大家练习几组动作，可以帮助大家在坐骨结节的感受基础上更能明显地感受骶骨的运动。

第十九节　猫式弓背与呼吸想象练习

猫式弓背与呼吸想象练习，如图56所示。

第一步：首先我们保持四足支撑式动作，即双膝和双手支地，像猫一样轻柔地弓起背部。

第二步：将背部下降到水平伸展状态。

第三步：在脑海中想象盆底、坐骨结节、尾骨和骶骨的位置和形状，

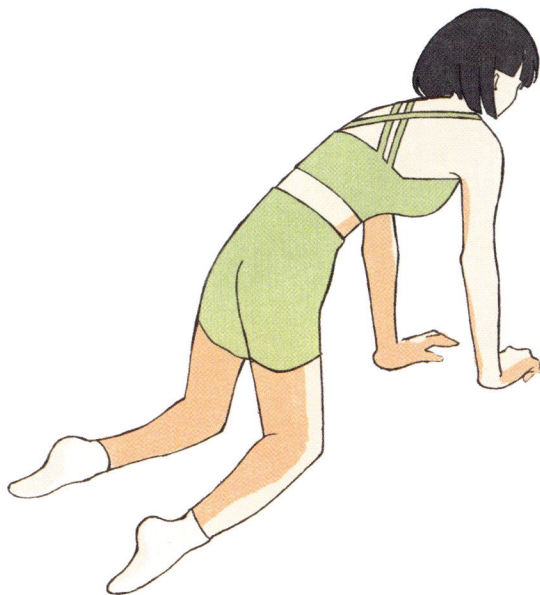

图 56　猫式弓背与呼吸想象练习

想象背部弓起是由盆底触发的，想象背部弓起时两个坐骨结节相互靠近，尾骨向前移动，骶骨后仰。

第四步：然后令两个坐骨结节相互远离，尾骨向后移动，骶骨回正，背部恢复到自然的水平状态。

第五步：之后我们缓慢地吸气，感受腹部像花瓣一样地打开，盆底肌也跟着缓慢打开，坐骨结节随着盆底肌的打开相互远离，想象尾骨处有一个拉钩牵扯着，尾骨跟着呼吸向后不断移动，骶骨来到正中间的位置，背部自然伸展，缓慢呼气，想象尾骨处有一条拉链，从尾骨开始，耻骨轻轻向上提拉，拉链经耻骨直达肚脐，直到呼气末将 2 块腹横肌向中间收紧，骶骨被动来到后仰状态。

我们还可以增加一些难度，将 2 个 WAFF 气垫放置于双膝下，闭上双眼，同样的方法去想象与训练，如图 57 所示。你会发现在不平衡状态下能更好地激发骨盆的肌肉，灵活脊柱。这个动作特别适合产后需要恢复腹直肌的女性，坚持下来会有非常好的收获，但在手腕疼痛时不推荐。

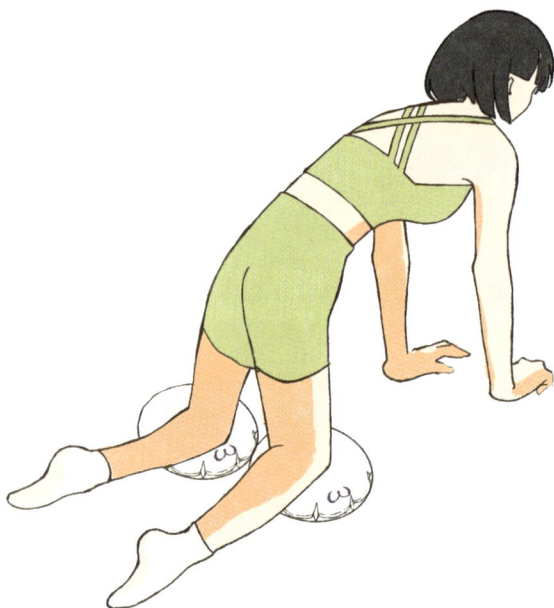

图 57　WAFF 气垫上的猫式弓背与呼吸想象练习

第二十节　头部——盆底协调与呼吸想象练习

头部——盆底协调与呼吸想象练习，如图 58 所示。

下面，我们将头部、盆底、脊柱协调起来进行运动。

第一步：继续保持四足支撑式动作，背部呈天然的水平姿势。

第二步：吸气时，腹部缓慢打开，然后让整个躯干向前移动。移动过程中，想象从你的骨盆发出一股能量，这股能量灵活地推动着你的尾骨、坐骨结节、骶骨向上，通过脊柱，来到颈椎、头顶部，并且感觉头顶有一个磁力面吸引来自骨盆底部的这股能量。

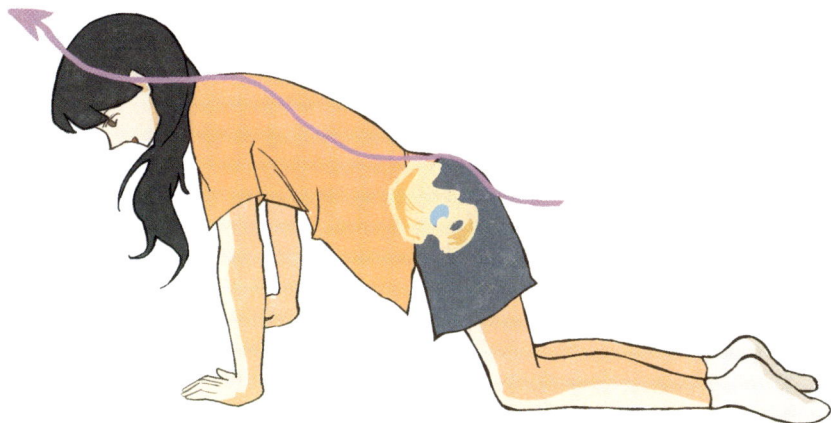

图 58　头部——盆底协调与呼吸想象练习

第三步：反过来，呼气时从头部开始向后移动身体，想象能量快速被收集，从颅顶轻轻向后推动你的身体，经过脊柱回到骶骨、坐骨、尾骨，最终盆底像磁铁一般将这股能量吸引。

多次重复上述运动过程，直到你能清晰地感受到头部和盆底的相互作用。这个运动同样可以在 WAFF 气垫上进行，闭着双眼，感受会更深。这个运动可以拉伸脊柱，使我们对身体姿态有一个整体性的感受。

第二十一节　将力量汇聚于尾骨的练习

将力量汇聚于尾骨的练习，如图 59 所示。

相对来讲，尾骨是骨盆中活动度最大的骨，人类盆底肌的最原始职能是运动尾骨，尾骨与分娩和两性生活有着密不可分的关系。临床发现，孕期与产后的很多疼痛、性功能障碍等都与尾骨损伤有关。在下面的练习中，我们要努力让尾骨动起来，使盆底肌变得有力。刚开始练习时，有些练习者会觉得这是一个不可能完成的任务。他们发现自己的尾骨纹丝不动，这说明他们的盆底肌缺乏运动（常常导致尿失禁）。如果尾骨僵化，脊柱的活动就会受限。脊柱的天然构造使它能对各种状况作出反应。另外，尾骨与耻骨的连线在能量流动方面具有重要意义——这条连线上的运动能够释放巨大的能量，如果尾骨不能运动，这些能量就无法释放。能够区分是髋关节在运动还是尾骨在运动非常重要。如果是髋关节在运动，骨盆会前倾或后倾，但尾骨本身是不动的，这时受到锻炼的是髋肌而不是盆底肌。如果是尾骨在运动，虽然你也能感觉到除盆底肌之外的其他肌肉（比如腹肌或腰肌）发了力，但尾骨确确实实在空间上发生了移动。

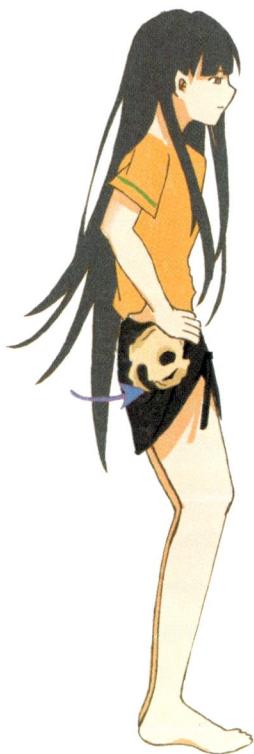

图59　将力量汇聚于尾骨

第二十二节　尾骨唤醒与想象练习

尾骨唤醒与想象练习，如图 60 所示。

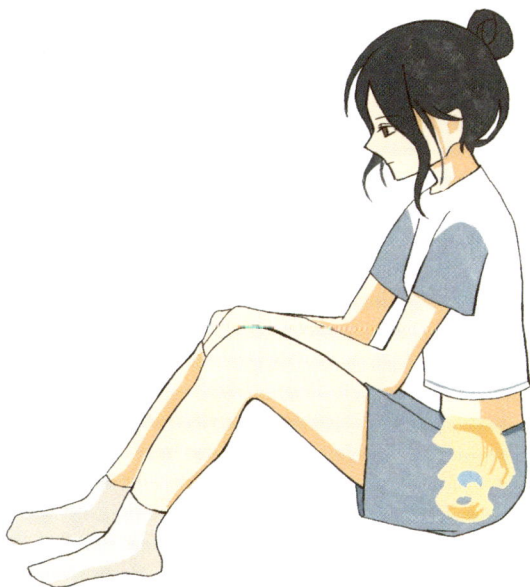

图 60　尾骨唤醒与想象练习

第一步：以舒适的姿势坐在地面上，双脚微微打开，双手轻轻放在双膝上，保持骨盆中立位，之后将骨盆轻轻往后推，尾骨贴近地面，在脑海中勾勒后面步骤的画面。

第二步：将尾骨想象成一个鱼钩。鱼钩就是一个锚定点，紧紧系着一张渔网，请先尝试使尾骨主动向前摆动，这要通过耻尾肌（连接耻骨和尾骨的肌肉）的收缩来实现。

第三步：然后尝试使尾骨回正，保持骨盆中立位，这要通过耻尾肌的舒张来实现。

刚开始练习的时候，尾骨可能完全无法活动，只有肌肉在张弛。这种练习特别适合盆底训练时找不到感觉的人，反复进行尾骨前后摆动的练习，让这种摆动发生在想象中，而实际上只有肌肉的泛泛收缩，但经过一段时间的练习后，骶骨和尾骨之间的关节（骶尾关节）及尾骨内部各块尾椎之间的关节就能活动起来了，肌肉的力量也会得到加强。

我们可以坐在 WAFF 气垫上，闭上双眼，采用同样的方法进行训练，效果更佳。在产后尾骨受到损伤疼痛时，不要着急去进行力量的训练，可以先进行尾骨的唤醒，以尾骨的轻微摆动来缓解疼痛。

第二十三节　下肢与盆底的相互影响

从盆底出发往下是腿和足。足部和膝部的运动也与盆底相互关联。除了腿的屈伸会对盆底产生影响之外，腿的内旋或外旋也会对盆底产生影响：双腿内旋时，盆底的前半部分收紧，后半部分扩张；双腿外旋时，盆底的后半部分收紧，前半部分扩张。足部运动又是如何影响盆底的呢？要想弄清这个问题，首先要了解足的三种姿势——中立位、内翻位和外翻位。当盆底处于平衡状态时，足可以自如切换这三种姿势。在下面的练习中，我们将学习如何感受足处于不同姿势时坐骨结节和尾骨的反应。临床证实，许多足部和膝部问题实际上都是由盆底缺乏运动或处于不平衡状态导致的。

第二十四节　足部与盆底关联性感受练习

足部与盆底关联性感受练习，如图 61 所示。

第一步：准备 2 个小的 WAFF 气垫，竖直站在气垫上，双脚间距与髋同宽，双膝微屈。

第二步：将脚向内侧倾斜（足外侧缘抬起，呈外翻位）。这时你会发现，骨盆前倾，两个坐骨结节微微地相互远离，尾骨向后移动。再将脚向外侧倾斜（足内侧缘抬起，呈内翻位）。这时你会发现，骨盆后倾，两个坐骨结节微微地相互靠近，尾骨向前移动。

第三步：使两只脚在外翻位和内翻位之间来回活动，感受哪个姿势更舒服。然后先使右脚外翻、左脚内翻，再使左脚外翻、右脚内翻，感受哪个姿势更舒服。如果你更偏好于这两种足部姿

图 61　足部与盆底
关联性感受练习

势中的某一种，则说明你的左、右髋骨处于不平衡的状态。

即使存在不平衡也不必惊慌，当我们闭上双眼，在想象力的帮助下，多训练几次，你的神经系统会对身体进行必要的平衡校正。每天多练几次，反复体会双脚与盆底的关联性，会很快让脚和骨盆都回到中立位。在孕期进行这样的训练时，为了安全，训练者需要治疗师或者老公陪伴，以维持她的稳定性。

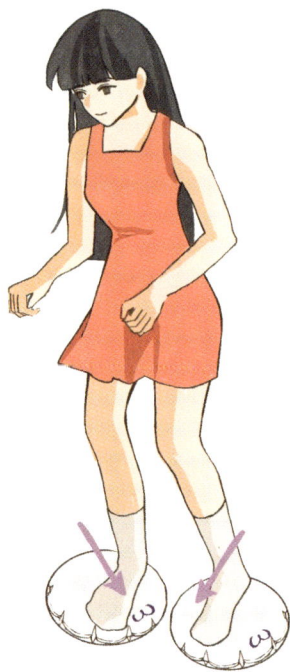

第二十五节　坐姿时盆底训练

坐姿盆底训练，如图 62 所示。

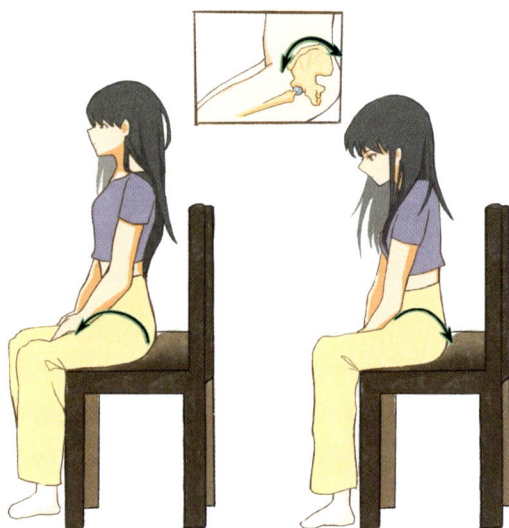

图 62　坐姿盆底训练

盆底训练时，我们可以使用凳子帮助练习。

盆底训练不适合在柔软的沙发上进行，坐在硬而平的凳子上，盆底的运动才能更加主动。凳子的选择很关键，凳面要平，高度要使大腿刚好处于水平状态。一张普通的木板凳就能帮助我们很好地感受坐骨结节的运动。

第一步：坐在凳子上，使骨盆缓缓地前倾，这样整个躯干就以坐骨结节为支点向前摇晃，能很好地感受到盆底肌纤维的收缩。

第二步：如果我们将骨盆缓缓地后倾，这样整个躯干就以坐骨结节为支点向后摇晃，能很好地感受到盆底肌纤维的收缩。

第三步：试着用右侧坐骨结节用力压迫凳面，再用左侧坐骨结节用力压迫凳面，体会两侧的力量是否一样。将双手手指放在两个骶髂关节上，这样既能感受到骶骨，也能感受到髂骨。骶髂关节的解剖学体表标志是一个小小的凸起。

第四步：试着闭上双眼并体会，把躯干的重量从一侧坐骨结节移到另一侧时发生了什么？两侧的运动幅度是否一致，是否感觉到某一侧更灵活，再将骨盆前倾和后倾，用双手感受两侧骶髂关节的感受是否一致。然后体会肩膀的感觉，有没有变得放松一些？

骶髂关节是整个身体保持挺拔的关键。如果在我们的坐骨结节下放上一个小的 WAFF 气垫，采用同样的方法进行感知与训练，哪怕关节活动度很小，但发生的细微运动却会对身体姿势产生很大影响，如图 63 所示。如果这个骶髂关节的关键部位的状态得到改善，整个身姿就能变得更加挺拔，这个运动对孕期与产后骨盆调整非常实用，轻巧的运动就能调整骨盆，并能缓解骶髂关节、肩膀的疼痛。

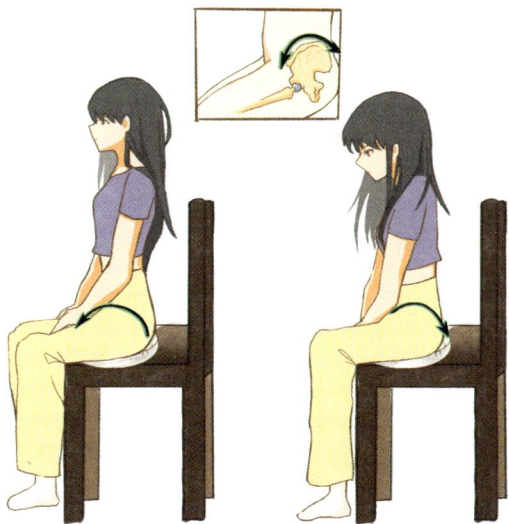

图63　在 WAFF 气垫上进行坐姿盆底训练

第二十六节　骨盆姿势与盆底感受练习

在这个练习中，请你轻松地前后摇晃身体，以激活盆底肌。

第一步：在瑜伽垫上坐好，将整个上半身前倾，体会盆底的扩张与两个坐骨结节的相互远离。身体回正，有节奏地重复上述动作至少10次，感受盆底的扩张与收缩。

第二步：现在请你用坐骨结节的运动来引发骨盆的摆动。用力将两个坐骨结节向两侧分开，骨盆会因此前倾，上半身也会跟着前倾。

第三步：用力将两个坐骨结节向中间靠拢，骨盆和上半身会因此后倾。

我们可以坐在小 WAFF 地垫上采用同样的方法进行练习，先来回摆动，再感受两侧坐骨结节的分开与靠拢。反复的练习能使产后骨盆得到锻炼，使松弛的阴道变得紧致。

第二十七节　坐骨结节摆动练习

坐骨结节摆动练习，如图 64 所示。

第一步：让三分之一的臀部坐在一条高度适宜的凳子上。

第二步：先感受坐骨结节指向身体背侧，再感受微微指向身体外侧，位于坐骨结节上方的坐骨棘则指向身体内侧。

因此，我们可以想象坐骨结节就是骨盆的"后跟"。在我们的身体里还有很多这样的"后跟"，比如脊柱的棘突或脚的后跟等。我们想象身体里的所有"后跟"都在下沉，这样的想象能使身体前侧更加挺拔。想象坐

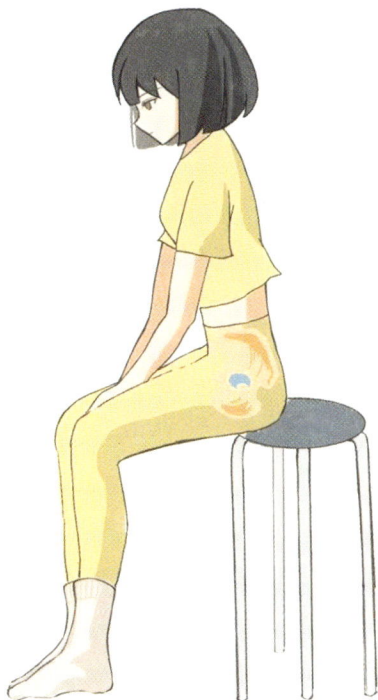

图 64　坐骨结节摆动练习

骨结节像两块沉重的石头一样陷入凳面。将左侧坐骨结节抬离凳面，然后前后摆动。感受摆动来自坐骨结节本身，就好像有轻风在吹动它。左脚后跟和脊柱的棘突们也随之轻摆。然后用手摸左侧坐骨结节，给它一些助力。现在，请你更积极一点，把左侧坐骨结节想象成一把刷子，尽情刷起来。许多遍之后，请重新坐好，上半身重量落在两个坐骨结节上，比较身体两侧的感觉。你会感觉到左侧的肩、背和盆底都要比之前放松。然后站起身来，比较一下双腿站立时的稳定性。你会欣喜地发现，腹部的左侧比右侧更加紧致。对右侧坐骨结节也可以使用同样的方法进行练习。

第七章

盆底肌区域性训练

第一节　盆底肌群

　　盆底肌群的组成非常复杂，可以将盆底肌群看作一张由肌肉和筋膜共同构成的富有弹性的"网"。这张"网"就像一张紧绷有力的吊床或蹦床，在骨盆构成的边框上，有众多纵横交错的韧带对这张"网"进行了加固。感受这张"网"的主动运动，感受其中各肌肉的缩短或被拉长，是盆底训练的重要内容之一。

　　我们有必要先来了解一下盆底的基本结构。其可以被清楚地划分为两大块区域：一部分盆底肌Ⅰ类肌群构成了一个扇形，如图 65 所示；另一部分盆底肌Ⅱ类肌群构成了一个大大的三角形，图 66 所示。将这两大区域的肌肉分别统称为扇形区肌和三角区肌。扇形区肌源自尾肌，它们与结缔组织一起构成盆膈。想象一把扇子的形状，尾骨是这把扇子的扇钉（轴心），附着在此处的多对肌肉（包括肛提肌和尾骨肌）的另一端附着在骨盆内侧的不同位点上。尾骨是这些肌肉的起点，既可以起到稳定的作用，又具有一定的活动性。扇形区肌的最外缘还有一对从骶骨出发穿过骨盆止于股骨的肌肉，叫作梨状肌。梨状肌不属于盆底肌，但是它对盆底的状态有极大影响。因为在临床上常出现孕期梨状肌卡压疼痛。梨状肌的内侧是一对尾骨肌，其一端附着在骶骨和尾骨的两侧，另一端附着在坐骨棘上。尾骨肌可以令骶骨和尾骨的位置发生微小的改变，尾骨肌的内侧是髂尾肌。髂尾肌的起点在髂骨上，而髂骨又是构成髋臼的成员之一，由于肌肉能使所附着的两块骨相互靠近，所以，在尾骨肌的帮助下，髂尾肌能使尾骨向髋关节方向移动，或者使髋关节向尾骨方向移动（这种情况很少见）。尾骨肌能使髋关节与尾骨之间的距离发生变化。如果髂尾肌和尾骨肌紧张，髋关节就会紧张，活动受限。尤其是在孕期，坐姿不正确或者分娩会导致尾骨肌的方向发生改变，而任何方向的改变都会引起不适，所以放松这两种肌肉有助于预防髋关节炎。

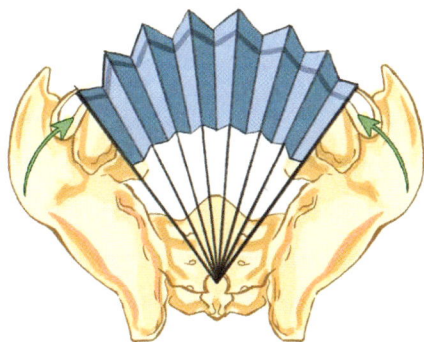

图 65　盆底肌 I 类肌群
构成了一个扇形

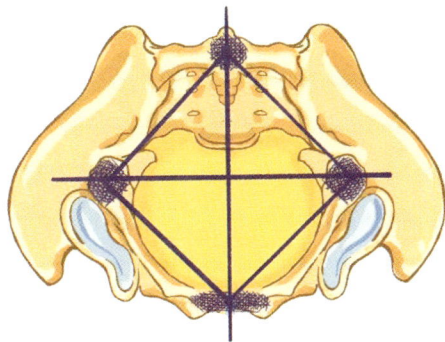

图 66　盆底肌 II 类肌群
构成了一个三角形

第二节　扇形区肌激活练习

第一步：坐立在高度合适的凳子上，对扇形区肌进行激活训练，感受它的弹性、伸展性和强大的收缩能力。

第二步：吸气，想象"扇子"正在展开（扇形区肌舒张）；呼气，想象"扇子"正在合拢（扇形区肌收缩）。

第三步：屈曲髋关节、骨盆带动上半身前倾，这时使"扇子"展开。继续前倾，直到"扇子"被展开到最大。慢慢恢复端正坐姿，感受"扇子"的合拢。还可以进行主动收缩扇形区肌练习。

如果在凳子上垫一个小的 WAFF 气垫，坐在小 WAFF 气垫上，在骨盆后倾时，"扇子"会进一步合拢。恢复端正坐姿，"扇子"又稍稍展开。多次重复上述过程，直至你能切实地感觉到扇形区肌像"扇子"一样自如地开合。

第三节　盆底肌大三角区

盆底肌大三角区包括了尿生殖膈、会阴深横肌，其主要由横纹肌构成。这些肌肉可以受人的主观意志控制，盆底肌大三角区也存在受自主神经系统控制的平滑肌，如尿道括约肌，但与横纹肌不同的是，我们需要采取与锻炼横纹肌相反的措施，在平静的呼吸中进行训练。所以在临床过程中，尿失禁的女性，尤其是尿道括约肌松弛的女性，更应该采取在平静的呼吸中进行锻炼的方式。我们采用 WAFF 呼吸，再配上手法的感觉训练，以此达到事半功倍的效果。

第四节　盆底肌大三角区感受练习

盆底肌大三角区感受练习，如图 67 所示。

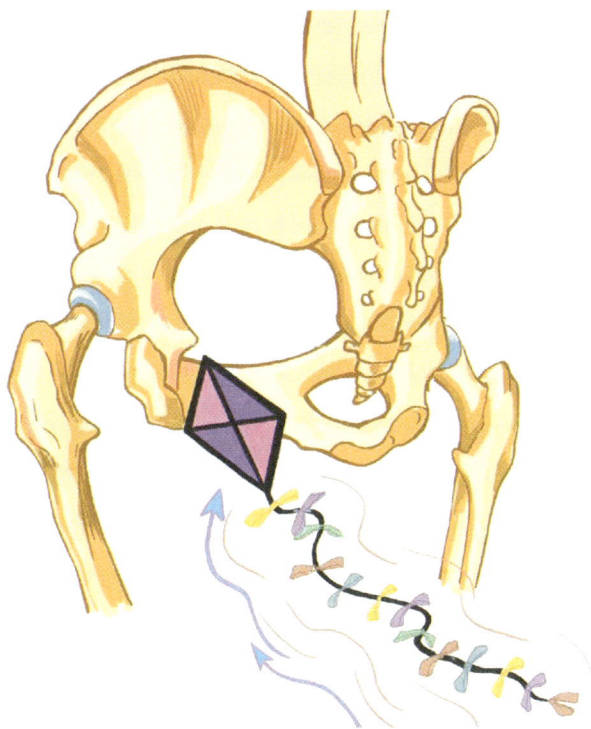

图 67　盆底肌大三角区感受练习

第一步：采用双脚分开的姿势站好，想象位于耻骨和坐骨结节之间的大三角区肌肉（即会阴深横肌）的运动。

第二步：屈曲双腿，感受盆底肌大三角区的扩张，然后伸直双腿，感受大三角区的收缩。

把会阴想象成一只"风筝"：屈腿时"风筝"载着骨盆向下；伸腿时，

它又载着骨盆向上。全神贯注地体会会阴处"风筝"的托载力。如果是经常感到阴道内寒冷的女性，还可以提高能量等级，想像盆底肌大三角区是一座"火山"，它喷薄而出的能量将人向上托起，经常进行想像锻炼，骨盆里会因此变得热乎乎的。

第五节　盆底肌小三角区

盆底肌小三角区，如图 68 所示。

盆底肌大三角区上面还盖有两个盆底肌小三角区，构成了盆底肌的最外层。尿生殖膈表面的三块肌肉，分别是坐骨海绵体肌、球海绵体肌和会阴浅横肌。锻炼盆底肌三角区的肌肉能提高性生活的质量。

球海绵体肌起自会阴中心腱。女性的球海绵体肌环

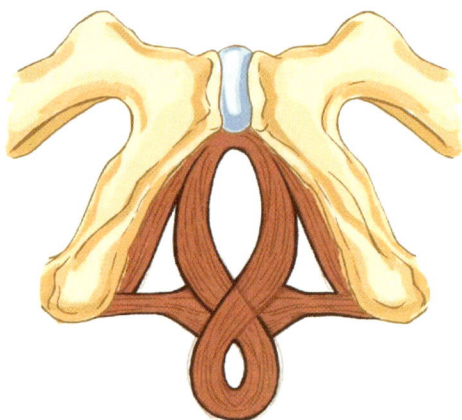

图 68　盆底肌小三角区

绕着阴道口，此肌位于肛门外括约肌的前方，与之共同组成一个"8"字形的肌肉环。此处是盆底的核心位置，盆底肌力量的汇聚点，是中医学中的会阴穴所在处，也被认为可能是根轮所在之处。为了将会阴中心腱所在位点与整个会阴部位区别开来，称其为"会阴中心点"。如果对此处进行刺激和锻炼，你会感觉它能将整个上半身轻巧地托起。相比男性，女性的这个位点更为发达和具备更多的功能。如在分娩时，它能帮助引导胎头的方向。但是在分娩过程约束期，有多产妇难以避免此处被切开

(即所谓的"会阴侧切"),或会阴撕裂。无论是进行了会阴侧切还是撕裂,最重要的是保证盆底各层愈合良好,不留瘢痕。正确的产后恢复体操、意念疗、触摸疗法、按摩法都有作用。

特别要提醒的是,如果患者对于侧切或者撕裂之后缝合使用的长线不被吸收时,应该告知患者在分娩后的 15 天内进行拆线,以免影响伤口的恢复,因为不被吸收的长线会造成会阴处剧烈疼痛,也可能出现长期的疼痛影响性生活。

第六节　会阴中心点(根轮)感受练习

会阴中心点(根轮)感受练习,如图 69 所示。

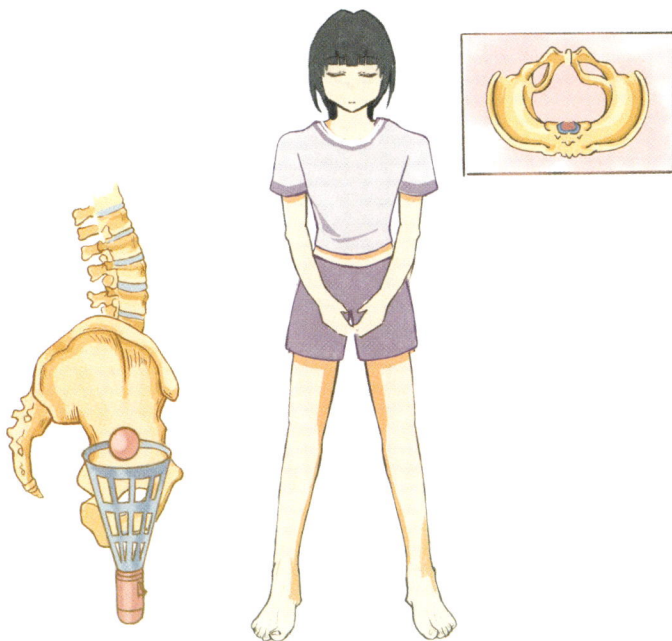

图 69　会阴中心点感受练习

第一步：让我们来到站姿想象，去感受会阴中心腱的位置，即肛门前方的会阴中心点。

第二步：请想象能量在这里积聚。深吸气时去想象气流自上而下抵达此处，像水流形成的漩涡一样，能量汇聚到会阴中心点。吸气时，会阴中心点又轻柔地下降，尾骨向后抬起。

第三步：在呼气时想象会阴中心点向上浮动，用呼气的气流提起会阴中心点，尾骨向前下沉，让能量从会阴到耻骨联合，直达肚脐。

通过呼吸带动会阴中心点与尾骨抬起与下沉，这样的锻炼方法在临床最适合妊娠分娩导致的会阴体松弛、尾骨疼痛的患者练习，产后就可以缓慢练习了。

第七节　尾骨空间与弹性练习

尾骨空间与弹性练习，如图 70 所示。

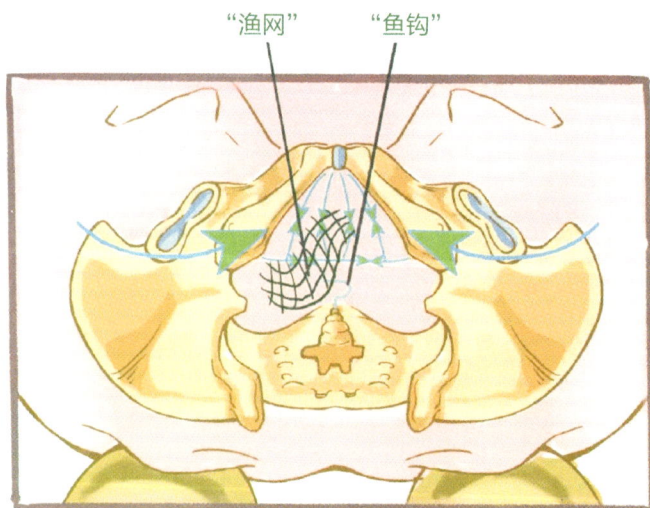

"渔网"　　"鱼钩"

图 70　尾骨空间与弹性练习

我们想象尾骨类似一个钓鱼钩，挂在骶骨上，这个鱼钩通过身体的感知可以向前、后、左、右微微摆动，周围拉着一张渔网，就是盆底三角区。当渔网张力过低时，紧贴尾骨的后半部分渔网则过紧。我们可以将手指触摸尾骨，找到它与骶骨连接的位置，再用手掌感受紧缩的渔网，想象尾骨拉着这张网轻盈地摆动，这样的锻炼方法最适合孕期与生产完后出现尾骨疼痛的患者，因为在孕期与产后能更好地感知尾骨的摆动，除此之外需要很长一段时间才能进入这样的感知训练。

第八节　卧姿时盆底训练

卧姿盆底训练，如图 71 所示。

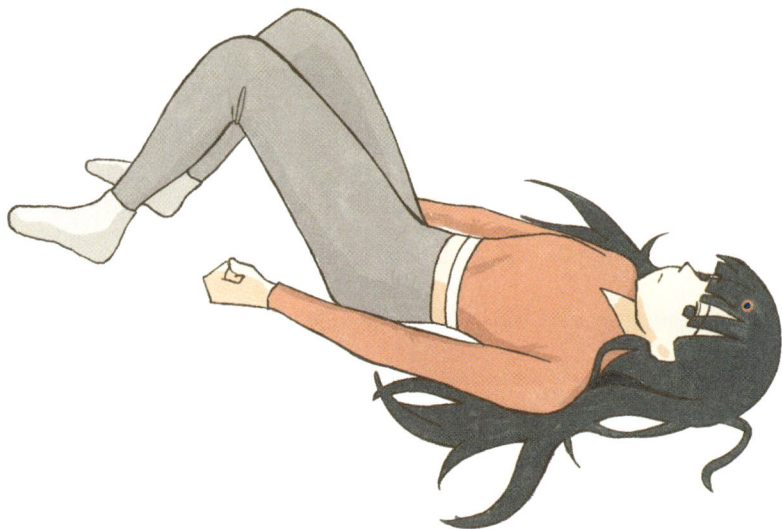

图 71　卧姿盆底训练

事实上，卧姿盆底肌训练比站姿盆底肌训练或坐姿盆底肌训练的益处要多。第一个好处是消除内脏重力对盆底压力的影响，第二个好处是可以把双腿当作杠杆，就是能帮你更好地集中注意力。尤其在治疗尿失禁时，这个姿势会使盆底不再受到膀胱压迫。

第一步：练习时要在地板上铺一个瑜伽垫，双脚与肩同宽。

第二步：进行收缩，保持、保持、保持(3~5秒)，或者收缩、放松、收缩、放松、收缩、放松(3~5次)。

第三步：始终坚持把注意力放在感受盆底肌上，这会对训练效果产生很大的积极影响。

完成反复练习之后，如果你的双腿微微抖动，说明你的盆底肌还不习惯于这样的主动运动，有些不堪重负，容易产生劳累的感觉。需要注意的是，开始练习时的重复次数可以少一点，比如3次，但要坚持每天练习；练习4~6周后，可以将重复次数从3次提高到5次。

想要盆底肌的力量得到快速的进步，除了前面的感知训练，还需要进行以下的主动训练：在骨盆的下方放置2个小球，这里就需要更多的力量来维持，在孕期或者产后体力没有恢复的时候我们为了维持身体的稳定性可以采用小WAFF来代替。

第九节　盆底肌大三角区主动运动练习

盆底肌大三角区主动运动练习，如图72所示。

第一步：仰卧，双膝支起，将两个小球放在骨盆的靠下位置并且相距足够的距离。这样能够恰到好处地支撑骨盆，腰椎还能保持天然的曲度(绝对不能过度前凸)。做该动作时，要一直想着保持身体的稳定。

第二步：双手放在膝部内侧，大腿向外展开，在脑海中想象盆底大

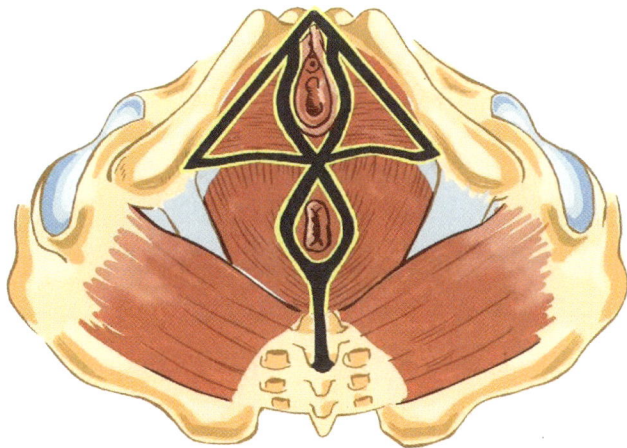

图72 盆底肌大三角区主动运动练习

三角区的形状,请想象盆底肌大三角区在逐渐缩小,三角形的两条侧边在相互靠近。你会发现,两个坐骨结节在靠拢,双腿因此而稍稍抬起。注意保持流畅的呼吸和肩部的放松。

第三步:然后,请想象盆底肌大三角区在逐渐扩大,你的双腿会因这种想象而慢慢向两侧下沉。这是通过盆底肌大三角区的肌肉运动引发的双腿抬起和落下。重复上述运动3~5次。尤其在训练初期,不要过度训练。少量、放松、流畅地完成运动,比多次、紧张、断续地完成运动,效果要好得多。

运动的同时想象肌肉内部肌丝的相向滑行和相背滑行,特别有助于增进训练效果。通常来说,练习后,你会感觉盆底更为放松和温暖。盆底获得足够的放松后,腰部也会更灵活和舒展。

第十节　盆底肌小三角区双侧主动运动练习

　　采取盆底肌大三角区主动运动练习同样的起始姿势。现在让我们把关注点放在盆底肌小三角区。请把盆底肌小三角区的肌肉想象成细长的小气球，它们能帮助双腿抬起。首先想象这些肌肉在收缩、它们内部的肌丝在相向滑行，这种想象会带动你的双腿稍稍抬起。想象这些肌肉在收缩时慢慢变粗，就像气球正在充气一样。然后想象盆底肌小三角区的肌肉在舒张、肌丝在相背滑行，你会发现双腿又向两侧稍稍下沉。重复上述运动3~5次。

　　重要的是，你要全神贯注于目标肌肉，想象是它们引发了运动。在日复一日地练习后，腿部的运动就会真的由盆底肌引发，双腿会感觉非常轻盈。

第十一节　盆底肌小三角区单侧主动运动练习

　　第一步：采取盆底肌小三角区双侧主动运动练习同样的姿势，将两个小球放在骨盆下。

　　第二步：将双手放在左腿上。然后将注意力集中于盆底，开始想象左右排列的两个盆底肌小三角区。请你务必把注意力集中在盆底肌小三角区的肌肉上。

　　第三步：利用盆底的力量，慢慢使屈曲的右腿向身体外侧下沉，这时盆底的右侧盆底肌小三角区在扩张，想象此处海绵体肌肉的肌丝在相背滑行。这是对此处肌肉的离心收缩训练，可以大大增强肌肉的力量。

右腿要慢慢下沉，以获得最好的训练效果。

第四步：主动收缩右侧盆底肌小三角区，使右腿重新抬高。想象这个三角区在变小，肌丝在相向滑行。这是对右侧盆底肌小三角区的向心收缩训练。

第五步：请把手指放在两个坐骨结节之间，感觉一下那里的肌肉是紧张的，还是松弛的。重复上述动作 3~5 次，然后比较盆底左、右两部分的感觉。

伸直双腿，体会受到锻炼的一侧是否更加放松且强健有力。用同样的方法锻炼另一侧。

第十二节　单腿伸展下降练习

单腿伸展下降练习，如图 73 所示。

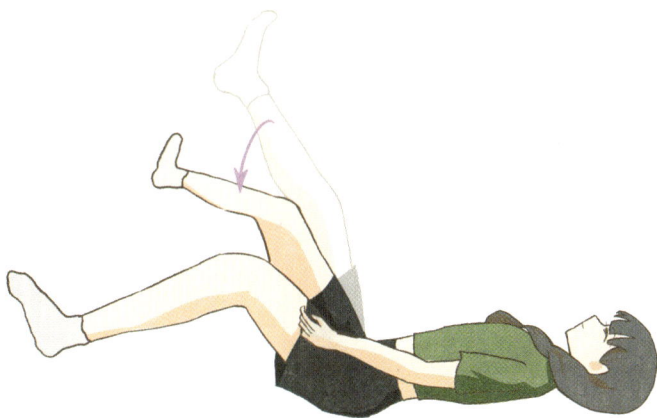

图 73　单腿伸展下降练习

双膝屈曲的卧姿盆底练习坚持两周后，就可以伸直双腿进行训练了。伸直的双腿就像加长了的杠杆，这等于在盆底上增加负荷来进行训练。下面的练习与前面的基本一样，只是腿部下降姿势改为腿部伸直姿势，这样产生的更大的杠杆效应可以使盆底得到更高强度的锻炼。屈起左腿，伸直右腿，并尽可能将其向上举至与地面垂直，双手扶住左膝，使左腿保持稳定，慢慢放下右腿。在这个过程中使右腿稍稍外旋，这样盆底三角区的肌肉必须更大幅度地伸展，从而得到更大程度的强化训练，会阴浅横肌和会阴深横肌此时进行的是离心收缩。想象三角区的肌肉引发了腿部的运动，尤其是右侧小三角区的肌肉（它们的收缩和伸展幅度远大于左侧的幅度）。对肌肉内部肌丝滑行的想象，有助于我们保持放松状态。再次抬高右腿并小幅度内旋，以收紧盆底三角区，始终坚持想象运动是由盆底肌引发的，会阴浅横肌和会阴深横肌此时进行的是向心收缩，肌丝在相向滑行。重复上述动作 3~5 次。然后将双腿同时举高并伸直，慢慢从身体两侧下降，比较盆底左、右两部分的感觉。换另一侧进行同样的练习。

刚开始练习时，你可能感觉完全无法用三角区的肌肉发力。但在多次专心致志地练习后，你很快就能具备这个能力，将髋肌解放出来。盆底三角区肌肉的强健有力，正是髋部得以灵活的奥秘。

第十三节　双腿伸展下降练习

双腿伸展下降练习，如图 74 所示。

第一步：仰卧，将两个小球放在骨盆下，使骨盆获得良好的支撑，盆底微微朝向天花板。稳定性不好的人可以使用小 WAFF 气垫。

第二步：伸直双腿，并排举至与地面垂直，膝关节不要过伸，腿部肌肉不要过度紧张，同时从身体两侧慢慢放下双腿。这时，除了盆底三角区的肌肉外，你还需要用到腹肌的力量。盆底肌肉力量薄弱时，这样

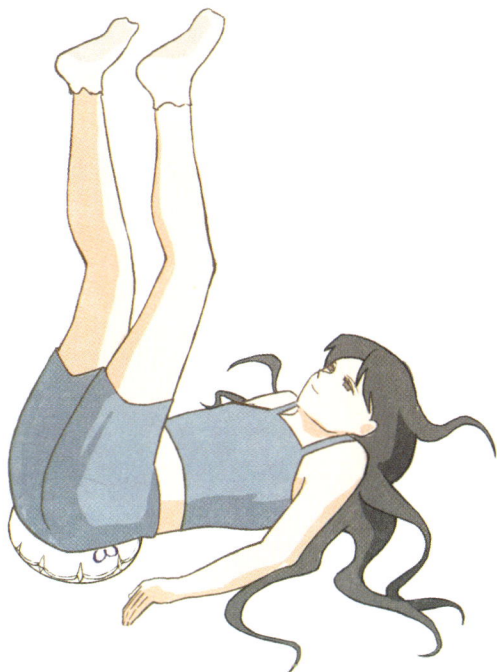

图 74　双腿伸展下降练习

做能保护背部。

　　第三步：再次将双腿举高，这个动作由盆底肌大三角区的肌肉引发。试着在用力呼气的同时使两个坐骨结节相互靠近。放下双腿时，用盆底肌的力量对这个过程进行控制，绝对不要任其自由下落。肌肉内部的肌丝在缓慢地相背滑行时，可以产生强大的力量。双腿下落到略感吃力的高度时，再次向上举起。在这个过程中，想象两个坐骨结节是两块相互吸引的磁铁。关于如何激活盆底肌，就像我们说过的那样，你可以想象你在用两个坐骨结节挤海绵。

　　第四步：请想象扇形区的肌肉，请通过合拢"扇子"（使坐骨结节、尾骨相互靠近）来引发双腿的上举动作。使尾骨主动向耻骨移动，这样能激活耻尾肌。

以上单腿下降与双腿下降训练都可以借助小 WAFF 来进行训练，加强它训练的难度，以提高肌肉的感知力。在孕晚期，孕妇躺在大 WAFF 气垫上完成动作，会更安全。

第十四节　坐骨结节主动前行练习

坐骨结节主动前行练习，如图 75 所示。

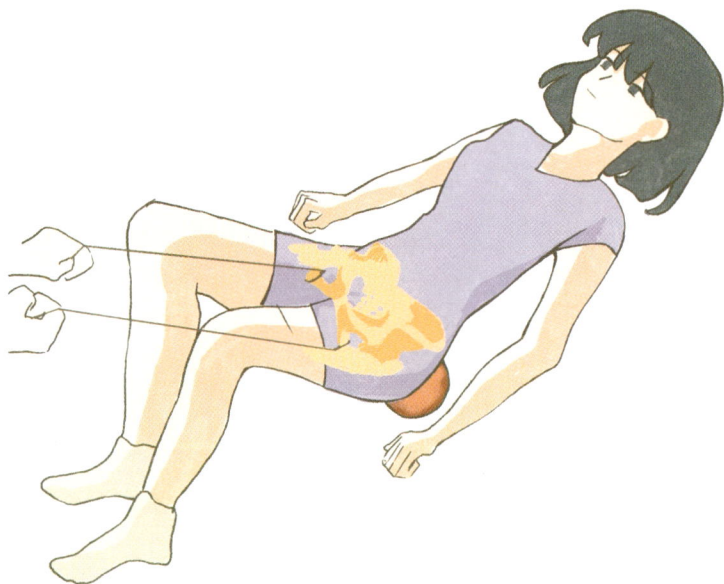

图 75　坐骨结节主动前行练习

第一步：屈髋、屈膝，与肩同宽，练习卧姿时利用坐骨结节来引发骨盆的运动。

第二步：小球放置骨盆下方，在练习中，用左侧坐骨结节和右侧坐骨结节轮流带动骨盆向前移动。

第三步：想象有根绳子牵拉着两个坐骨结节交替前行。其实，腿在髋关节处是保持不动的，是骨盆发生了运动。

腹斜肌和腰方肌将与盆底肌协同工作，因此腹斜肌和腰方肌也会得到锻炼。注意保持呼吸的流畅，腰腹部不要前凸，这种运动能够更好地让我们感受骨盆的灵活性。

第十五节　盆底的外层肌

盆底的外层肌如图 76 所示。

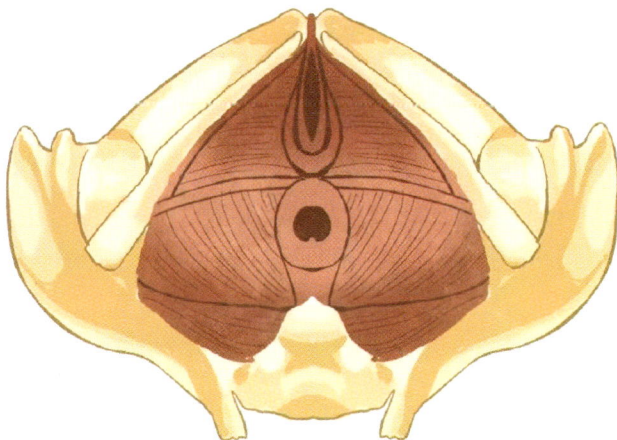

图 76　盆底的外层肌

闭孔肌(闭孔内肌和闭孔外肌)和梨状肌对盆底的功能有影响，但它们却不属于盆底扇形区肌。它们是位于身体深处的髋关节外旋肌群，这些肌肉的止点均位于骨盆之外的股骨大转子上。梨状肌从骶骨出发斜行至股骨，闭孔内肌则起于骨盆内面，然后绕着坐骨结节形成一个扭转。我们可以想象双腿是借助梨状肌挂在骶骨上的，行走时双腿的摆动经梨状肌传递到尾骨和骶骨，有助于双腿和脊柱的协调运动。如果梨状肌挛缩，骶髂关节就会发生扭曲和卡死。如果一侧梨状肌比另一侧梨状肌紧张，会对骶骨产生一个扭转力。梨状肌从坐骨大孔中穿过，几乎将其填满，但肌束的上方和下方还存在空隙，即所谓的"梨状肌上孔"和"梨状肌下孔"。坐骨神经就是从梨状肌下孔穿过坐骨的，因此，这条神经可能受到梨状肌的压迫。当身体出现长、短腿间距在 2 cm 时，孕期左、右梨状肌传递的力量会失去平衡，此时容易导致梨状肌卡压，或者产后出现梨状肌疼痛。

第十六节　梨状肌感受练习

梨状肌感受练习，如图 77 所示。

第一步：我们先双手触摸骶骨两侧靠下梨状肌起点所在处，到髂嵴下方大约一掌宽处，股骨大转子为止点，再从股骨大转子出发向后上一直到骶骨，用手抚摩多遍。

第二步：确定位置后，对股骨大转子进行轻轻按摩，使它逐渐"软化"。我们来想象梨状肌的肌束走向，让你的意念从股骨大转子徜徉至骶骨；想象有一束激光从股骨大转子发出，射向骶骨的盆面，你能想象出骶骨盆面被激光照射到的位置吗？当我们能清楚地感受从股骨大转子处有一道激光发射至骶骨盆面

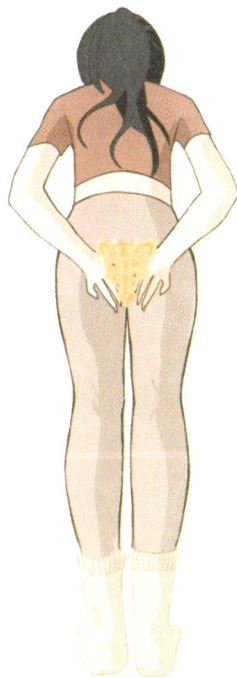

图77　梨状肌感受练习

时。这就是梨状肌的肌束表象训练。

第三步：请配合呼吸来唤醒两块梨状肌。吸气时，想象气流与意念一起抵达股骨大转子；呼气时，让气流和意念顺着梨状肌到达骶骨。重复上述练习 5~7 次，然后甩几下手，屈伸一下髋关节，再走几步，比较一下两侧髋关节的感觉，再体会一下盆底的感觉。

如果成功实现了梨状肌的放松，你会感觉到脊柱和盆底获得了极为舒适的向上的推动力。闭上双眼，你可以试着一边走路一边想象腿在后摆时梨状肌有弹性地伸展，想象股骨是挂在骶骨上的，随着每一步的迈出，腿部和骨盆所有肌肉的肌丝都在流畅地滑行。这样的锻炼适合孕期梨状肌卡压疼痛患者的自我感受训练。

第十七节　闭孔肌

闭孔肌分为闭孔内肌、闭孔外肌，主要的功能是外收髋关节，内展髋关节，使大腿外旋。当闭孔肌痉挛时，会造成人的骨盆前倾，常见于孕晚期胎儿入盆之后压迫者、久坐的人。使闭孔肌紧张，骨盆前倾，盆底处于持续拉伸状态，这样使盆底肌的力量持续处于高涨状态。所以松解闭孔肌，让闭孔肌有足够的弹性，骨盆就能保持端正，力量就可以和谐地从大腿传递到骨盆，盆底自然也就张力十足了。

第十八节　闭孔肌拉伸练习

闭孔肌拉伸练习，如图 78 所示。

第一步：仰卧，骨盆下面放两个小球，以更好地支撑腰背部。

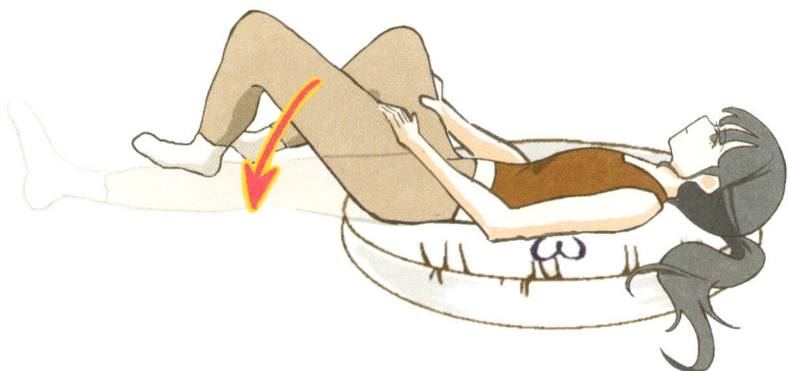

图78　大 WAFF 气垫上闭孔肌拉伸练习

　　第二步：双腿屈曲抬起，微微外旋，并尽可能地贴近上半身，膝关节保持放松，将注意力集中在闭孔肌上。

　　第三步：双手扶住左腿，慢慢放下右腿，直到整个脚掌落在地面上，右腿下落时要逐渐内旋，想象闭孔肌内部的肌丝在相背滑行。右腿重复上述练习5~7次。

　　之后，将两只脚都放在地面上，你一定能感受到骨盆左、右两部分的差别。换左腿重复上述练习。在孕晚期，我们可以试着躺在大 WAFF 气垫上进行闭孔肌拉伸训练，对比单一在地面上训练来得更轻松、舒适，效果更佳。

＞＞＞＞＞＞

第十九节　盆底扇形区感受能量的流动

　　能量流动这一理论与中医经络理论中的"气血运行"说法不谋而合。肌肉内部的能量流动是盆底整体性训练的一大奥秘。来自意动法的意向运动线理论和身心平衡技巧的思想，比起经络理论训练要更加简单与轻松。

第一步：位于盆底的根轮，我们可以将盆底的能量流构成的网络想象成花朵形状。想象肌肉内部的肌丝在滑行绝对要比想象肌肉绷紧成一整块有益于健康。

第二步：你可以想象流动在盆底肌中的能量形成了一张网，这样可以使盆底各个肌肉在功能上形成一个整体，拥有出色的承托能力。如果能量处于平衡、和谐的流动状态，腿部就会很灵活。所谓"平衡"，意味着每一个方向的能量流都有它的反向能量流，而且二者强弱均等，这样身体的力量才能被充分发挥出来。盆底的能量流被感知和激活，对盆底肌力量的增强会起到重要作用。

第三步：感知盆底能量流动的方向如下。①梨状肌的能量流从股骨大转子流向骶骨；②闭孔内肌的能量流从股骨大转子绕坐骨结节流进骨盆；③尾骨肌的能量流从尾骨流向坐骨棘（对这股能量流的想象可以放松浅层臀肌，使屈髋动作变得轻松）；④髂尾肌的能量流从髂骨流向尾骨；⑤耻尾肌内具有双向能量流，外层从尾骨流向耻骨，内层从耻骨流向尾骨。

想象我们体内的能量流动像河水的流动。河水在河床中并不是完全向同一个方向流动的，遇到障碍物时，部分水流会改变流向。能量在体内的流动也是如此，盆底的能量流甚至会影响盆底内脏器官的供血供氧。能量流的所有路径同时缩短，会导致盆底的功能障碍与疼痛，同时影响腿部的静态姿势和动态姿势，腿部活动就会受限。

第二十节　盆底肌三角区感受能量的流动

体态不良和怀孕常会造成盆底前部肌肉的过度拉伸，增加骶骨前倾动作，会导致耻骨联合处、骶髂关节处的压力增大，从而产生背部疼痛。

如果你有腰骶部疼痛的问题，一定要学会激活盆底肌三角区和其内部的能量流，这样可以在盆底前部肌肉汇聚更多的力量。这样的能量流训练特别推荐顺产后的练习，有利于伤口处血液的流动，以促进伤口愈合，也有利于盆底会阴中心点能量的汇聚。

第一步：平躺，屈髋，屈膝且与肩同宽，对盆底三角区内能量流动的想象——股骨头与髋臼的精准吻合，会使耻骨方向的"吸力"向会阴中心点流动力量的增强。

第二步：同时将左手放在耻骨处，右手放在骶骨处，感受耻骨与骶骨周围空间，能量在前后流畅，以提高盆底后部肌肉的弹性，使之与盆底前部肌肉更好地进行功能整合。甚至可以想象，从会阴经耻骨到胸骨的所有肌肉整合成一张能量网。感受 3~5 分钟。

第三步：以站姿进行这个练习。在想象过程中，使骨盆随着能量的流动前后摇摆。你可以把盆底肌三角区的能量流动想象成整个盆底能量网中的"小旋涡"。想象能量从坐骨结节沿耻骨流到耻骨联合，又从此处沿球海绵体肌流到会阴中心腱，然后沿着会阴浅横肌回到坐骨结节。训练 10 次以上，然后感受髋关节灵活性和骨盆姿势是否正确。

第八章
盆底肌、腹肌、膈肌相关训练

　　盆底肌、腹肌、膈肌的关系如图 79 所示。

　　膈肌、腹横肌和髂腰肌。这三个肌肉与腹直肌、盆底肌共同组成一个大的"容器"。组成这个"容器"的肌肉协同工作，对盆底肌力量和背部健康起着至关重要的作用。膈肌是"容器"的顶，腹横肌是"容器"的侧壁，腹直肌是"容器"的前壁，髂腰肌是"容器"的后壁，盆底肌则是"容器"的底。

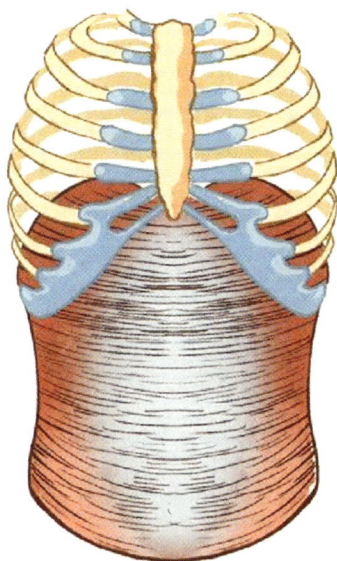

图 79　盆底与呼吸的大"容器"

第二节 腹肌

腹肌与盆底肌是协调肌中的"近亲"，从人体整体链观察，更精准地来说，腹直肌是起于尾骨、止于下颌骨的肌肉链，这条肌肉链叫直肌链。直肌链从尾骨出发，到达耻骨，然后通过腹直肌从身体正中位置延伸到胸骨，再从胸骨通过胸骨舌骨肌到达舌骨，最后通过颏舌骨肌到达下颌骨的底面。

第一节：感受盆底的第一节段——位于尾骨与耻骨联合之间的耻尾肌。

第二节：位于耻骨联合和胸骨之间的腹直肌。

第三节：位于胸骨和舌骨之间的胸骨舌骨肌(舌骨是人体唯一一块不通过关节与其他骨相连的骨)。

第四节：位于下颌骨底面的颏舌骨肌(此肌肉可以移动舌头和下颌骨，协助吞咽)。

这条肌肉链挛缩时整个脊柱都会弯曲，头与尾骨的位置会前移。这条链松弛时，会导致内脏下垂。于是盆底与下颌的紧张可以相互"呼应"。

第三节 直肌链呼吸练习

把直肌链上的所有肌肉视作一个整体，将有助于盆底与身体其他部位的运动相协调。

试着收缩腹直肌，你会发现尾骨被向前牵拉了。

试试收缩盆底肌，你会发现腹直肌也随之收缩了。

我们来配合呼吸，抚摩直肌链的每一个节段：吸气时，向上移动下颌和向后下方移动尾骨，整个直肌链都会被拉长，脊柱伸展；呼气时，向尾骨方向移动下颌和向下颌方向移动尾骨，整个直肌链都会缩短，脊柱屈曲。

第四节　腹肌+盆底肌呼吸想象练习

第一步：用双手手指模拟盆底肌的肌丝。

第二步：吸气，双手手指相互远离，想象盆底肌的肌丝在相背(相互远离)滑行。

第三步：呼气，将双手手指缓慢相互交叉，想象盆底肌的肌丝在相向滑行。

第四步：把注意力集中到尾骨和耻骨之间的耻尾肌，以及位于耻骨和胸骨之间的腹直肌上。

第五步：再一次吸气时，感受耻尾肌与腹直肌在舒张，想象它们内部的肌丝在相背滑行；同时，尾骨会向后、胸骨会向上小幅度地移动。呼气时，腹直肌和耻尾肌收缩，想象它们的肌丝在相向滑行，胸骨微微下降，尾骨微微前移，尾骨和胸骨小幅度地相互靠近。

想象吸气时这些肌肉舒张、呼气时这些肌肉收缩，但不要主动发力去收缩和扩张这些肌肉，让呼吸过程自然地进行就好。这样能更好地让松弛的腹部收紧，缓解耻骨联合分离的疼痛，还能使胸廓变小，灵活脊柱。

第五节　下颌骨与尾骨的关节呼应练习

下颌骨与尾骨的运动关联，不仅有肌肉链，还有关节链。因为下颌骨和尾骨总是向同一个方向运动的。

- 下颌骨向前伸出，尾骨也会向前移动，骨盆则会微微后倾。
- 下颌骨向后缩回，尾骨也会向后移动，骨盆则会微微前倾。
- 下颌骨向右移动时，尾骨会产生向右移动的趋势。
- 下颌骨向左移动时，尾骨会产生向左移动的趋势。

因此，下颌和尾骨的姿势在一定程度上影响了骨盆的姿势，进而影响到脊柱的姿势。

第六节　膈肌

膈肌——最主要的吸气肌，如图 80 所示。

膈肌位于肺的下面，由肌性部分和腱膜组成，将胸腔与腹腔分隔开来，我们可以把它想象成一个降落伞，或者想象它就是夹在胸腔与腹腔器官之间的柔软的布，千万不要将膈肌想象成一个僵硬的穹顶，它是通过周围

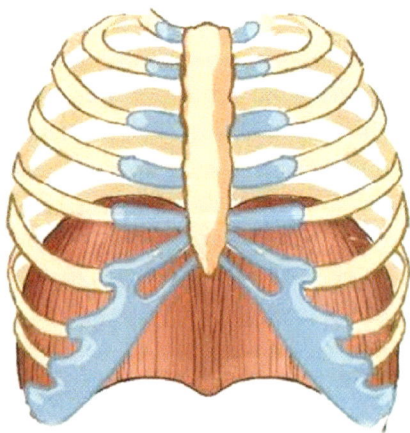

图 80　膈肌最重要的呼吸肌位于肺的下面

器官的外形来塑造自己的形状。

膈肌如同泵一样发挥它的作用，在躯干占了很大的空间。

膈肌的解剖位置：穹顶的顶点位于第 4 肋和第 5 肋之间，或者略高于剑突，后面看，穹顶在第 7 胸椎棘突水平（这一位置有时会随着胸廓的姿态和呼吸而变化）。膈肌最低处由嵌入的肌腱构成，肌腱末端在第 3 腰椎处。

人体每一天接近 2 万次的呼吸，使得腹腔脏器在膈肌与盆底肌之间来回移动，从而促进了膈肌与盆底肌的运动。

膈肌的紧张与松弛直接影响内脏的上下移动，以及盆底肌、腹肌的张力。

吸气时，膈肌收缩，膈整体下降，盆底肌与腹肌则舒张，从而为下垂的腹腔脏器创造出更多的空间。

呼气时，盆底肌与腹肌收缩，将腹腔脏器向上推移，这个系统运作得如此的精妙。腹腔脏器在膈肌与盆底肌之间来回移动，会使它们得到锻炼，血流更加流畅。如果这些器官供血良好，而且处于张力平衡状态，盆底肌就会得到放松，所以在分娩后，你只需进行正确呼吸训练，脱垂的内脏可能自然恢复到原来位置。如果腹肌与盆底肌长期处于过度紧张状态，导致腹腔脏器移动不活跃的话，内脏就会沉重地压在盆底肌上。所以当你想改善体态不良、尿失禁、脱垂问题时，不能只想着练习腹直肌和盆底肌，那样的话治标不治本，你只能收获短期效果。原因如下。

（1）膈肌活动降低，血流不畅和运动不足，会导致腹腔脏器张力下降，从而加大盆底负荷。

（2）呼气不畅会增加腹腔压力，加剧尿失禁现象。因为腹腔压力会通过自主神经系统降低腹腔脏器张力，也就是日常看到的高强度的腹肌训练，但是小腹部还是凸出的主要原因。

（3）脊柱与髋关节的灵活性会下降，进而导致盆底活动受限，盆底的肌肉和结缔组织的弹性和承托力下降。

第七节 腰大肌融化想象练习

腰大肌融化想象练习，如图81所示。

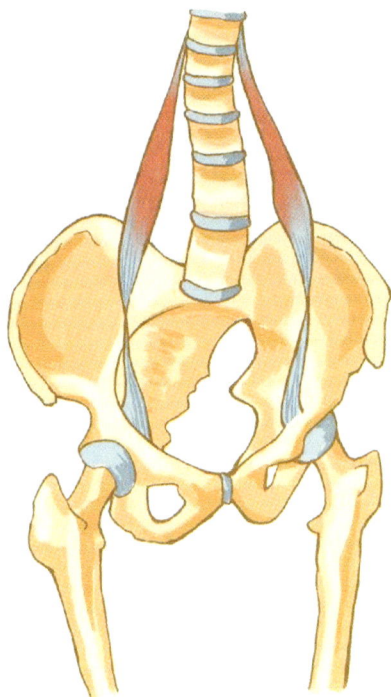

图81 腰大肌融化想象练习

第一步：仰卧，把两个小WAFF气垫放在骨盆与肩背部后下方，双腿举起，在空中小幅度地交替屈伸（一条腿屈曲时，另一条腿伸展），如图82所示。

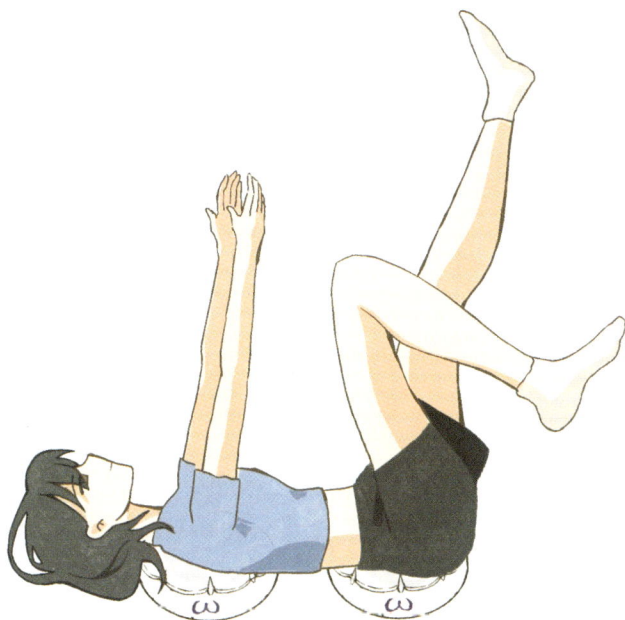

图 82　在 WAFF 气垫上进行腰大肌融化想象练习

第二步：试着找到自发运动的感觉，使双腿像永动机一样，不要有丝毫的用力，渐渐增大动作幅度，腿伸直时同侧脚趾越来越接近地面，感觉腰大肌内部弹性十足，想象它们是管柱旁两块正在融化的黄油。一条腿伸展并沉向地面时，体会同侧腰大肌和盆底肌微微的拉伸感，运动幅度渐增大到伸腿时脚能接触到地面。

第三步：在腿部运动过程中，想象从尾骨开始，有一条拉链经耻骨到达肚脐，拉链拉上时两块腹横肌向中间收缩，双腿疲劳或后背感到压力时减小运动幅度，3~5 分钟后拿走气垫，享受腰部的放松感。

第八节　腰大肌张弛感受练习

第一步：双腿分开站好，在屈伸腿的同时对腰大肌进行观想，以精准感受它的状态。

第二步：屈腿时，盆底肌扩张而腰大肌收缩。这两处肌肉的运动幅度共同决定了骨盆姿势的正确与否。动作要连续，两个肌肉的肌丝都要进行流畅的滑行。

第三步：伸腿时，盆底肌收缩，其内部肌丝相向滑行；腰大肌伸展，其内部肌丝相背滑行。如果腰大肌挛缩，腰椎就会过度前凸。

反复屈伸双腿，使盆底肌和腰大肌的肌丝流畅地滑行。这个练习可以帮你在日常进行提/抬动作，多次的练习可以减轻背部的负担；也可以慢慢地增加一些力量抗阻训练。

第九节　膈肌与盆底关联性感受练习

第一步：想象盆底的四个角在吸气时彼此远离，在呼气时彼此靠近。

第二步：请想象，膈肌在吸气时向下运动，是收缩状况；盆底在吸气时也向下，为盆底肌的舒张与能量的流畅提供更多的稳定性。在呼气时，膈肌向上运动，处于舒张状态；盆底肌在呼气时与胰腺一起向上。膈肌从容地舒张，可以为盆底肌的收缩提供更好的空间。

第十节 骶结节韧带激活练习

　　骶结节韧带位于臀后部，稳定骨盆是骨盆环稳定的重要结节。通常肥胖与孕晚期的女性，由于腹部的增大，重心往前移，而人体需要产生平衡，骶结节韧带就会更多地发力来维持骨盆环的稳定，久而久之，骶结节韧带就容易损伤，出现松弛无力。想象有一对结实有力的韧带将骶骨两侧与两个坐骨结节连接起来。触摸坐骨结节和骶骨，想象它们之间的连接变得越来越紧绷，类似于骶骨被绑了鞋带的感觉，感受骶骨的后仰，腰椎因此受到来自下方的更多支持。

第九章

盆底肌感知训练

第一节　盆底肌手法感知与评估

我们需要通过操作者的手进入盆腔，去了解和感知温度、韧带的柔软度、脱垂情况、每一块肌肉的紧张度、疼痛感、肌肉力量、瘢痕。盆腔可触及的骨性标志有耻骨、骶骨、尾骨、坐骨、坐骨棘，相关的关节有骶尾关节、骶髂关节、耻骨联合关节。

在温度、韧带、关节活动度的感受上，我们需要很长时间的积累，它们不像疼痛感那么容易感受。女性的盆底每一处都有可能不同，因为妊娠与分娩，特别是经过阴道分娩，对于女性骨盆的挤压会有不同程度的损伤，产后的骨盆会出现松弛，疼痛。有一些症状比较轻，有一些症状比较重，轻微的情况随着患者肌肉与韧带弹性的恢复，骨盆松弛也会自我修复。但是很多的女性朋友都需要主动地进行调整，因为她们的身体根本不能自我修复，她们会有一些问题出现，如盆底肌长期无力、阴道松弛、漏尿、盆腔器官脱垂等。如果这些问题没有及时康复会影响她们的身体的自我修复。

本书主要介绍的是盆底肌的高效训练，所以在这里重点给大家介绍如何提升盆底肌力量。

当然，在进行训练之前，我们需要排除患者因为脊髓后索病损或脊髓丘脑侧束病损导致的盆底肌感觉障碍。在操作中我们可以很快地通过触诊与询问患者得到有效信息，以排除其是否存在脊髓损伤。

现在我们带大家来详细了解一下感觉功能评估，毕竟这样的了解对于一些疑难型患者是非常有必要的。

感觉(sensation)是人脑对直接作用于感受器官的客观事物个别属性的反映，个别属性包括大小、形状、颜色、硬度、湿度、味道、气味、声音等。感觉功能评定可分为浅感觉检查、深感觉检查、复合感觉检查。

浅感觉检查

（1）痛觉：被检者闭目，用大头针的针尖轻刺被检者皮肤，询问被检者有无疼痛感觉，两侧对比，近端和远端对比，并记录感觉障碍的类型（过敏、减退或消失）与范围。对痛觉减退的患者要从有障碍的部位向正常部位检查，对痛觉过敏的患者要从正常部位向有障碍的部位检查，这样才能更准确地检测异常感觉的范围

（2）触觉：被检者闭目，用棉轻触被检者的皮肤或黏膜，询问其有无感觉。触觉障碍常见于脊髓后索病损。

（3）温度觉：被检者闭目，用两支玻璃试管或金属管分别装有冷水（5 ℃～10 ℃）和热水（40 ℃～50 ℃），交替接触患者皮肤，让其辨别冷热。温度觉障碍常见于脊髓丘脑侧束病损。

深感觉检查

（1）运动觉：被检者闭目，检查者轻轻夹住被检者的手指或脚趾两

侧，上下移动5°左右，让被检者说出运动方向。运动觉障碍常见于脊髓后索病损。

（2）位置觉：被检者闭目，检查者将其肢体摆成某一姿势，请其描述该姿势或用对侧肢体模仿。

（3）振动觉：检查者将振动着的音叉柄置于骨突处，询问被检者有无振动并计算持续时间，比较两侧有无差别。检查时常选择的骨突部位有胸骨、锁骨、肩峰、尺骨鹰嘴、桡骨小头、尺骨小头、棘突、髂前上棘、股骨粗隆、腓骨小头、内踝和外踝等。

▶ 复合感觉检查

（1）皮肤定位觉：被检者闭目，检查者以手指或棉签轻触被检者皮肤，让被检者说出或用手指出被触部位。

（2）两点辨别觉：①以钝角形式分别刺激皮肤上的两点，检测被检者有无能力辨别，再逐渐缩小角间距，直到被检者感觉为一点为止，测其实际间距，并与健侧对比。两点必须同时刺激，用力相等。②Moberg法，将回形针掰开，两端形成一定距离，然后放在患者皮肤上让其分辨。正常范围为：手指末节掌侧2~3 mm，中节掌侧4~5 mm，近节掌侧5~6 mm；7~15 mm为部分丧失感觉；大于15 mm为完全丧失感觉。

（3）实体觉在盆底肌评估中通常不用。

（4）体表图形觉：检查者用笔或竹签在被检查者皮肤上画图形（方、圆、三角形等），或者写简单的数字（1、2、3等），让被检查者分辨，双侧对照。

第二节　快速提升盆底浅层肌力量

在进行盆底浅层肌肉训练前，我们还需详细了解其每一块肌肉的起止点。

盆底肌浅层肌包括：球海绵体肌、坐骨海绵体肌、会阴浅横肌、会阴深横肌、肛门外括约肌。浅层盆底肌走行于耻骨和尾骨之间，看起来像一个"8"字，中心部位是会阴中心腱。

球海绵体肌位于会阴体的前上部，起自耻骨尾骨肌和坐骨尾骨肌之间，止于会阴体的前面。收缩时使尿道缩短变细，帮助排尿，并可缩小阴道口，在性生活时维持阴道的弹性。

坐骨海绵体肌开始于坐骨结节内侧，向上止于阴蒂海绵体。收缩时帮助兴奋阴蒂，使阴蒂勃起，又称阴蒂勃起肌。

会阴浅横肌是从两侧坐骨结节内侧向会阴中心腱会合的一对肌肉，有固定会阴中心腱的作用。

会阴深横肌位于会阴浅横肌的深层处，呈三角形，构成尿生殖膈的底部，可以加强会阴中心腱的稳固性，控制尿道、阴道的开口部位。

肛门外括约肌是围绕着肛门的环形肌束，位于会阴体的后下部，可以起到辅助排便的作用。

那如何快速的帮助盆底浅层肌提升力量呢？我们先来确认盆底浅层肌的5个骨质附着点：双侧耻骨降支下段、双侧坐骨、尾骨。通过骨性标志，定位盆底浅层肌，如图83所示。

盆底浅层肌训练的具体操作如下。

（1）让患者采取膀胱截石位。

（2）操作者将示指或中指放入会阴区距离处女膜缘约2 cm处。

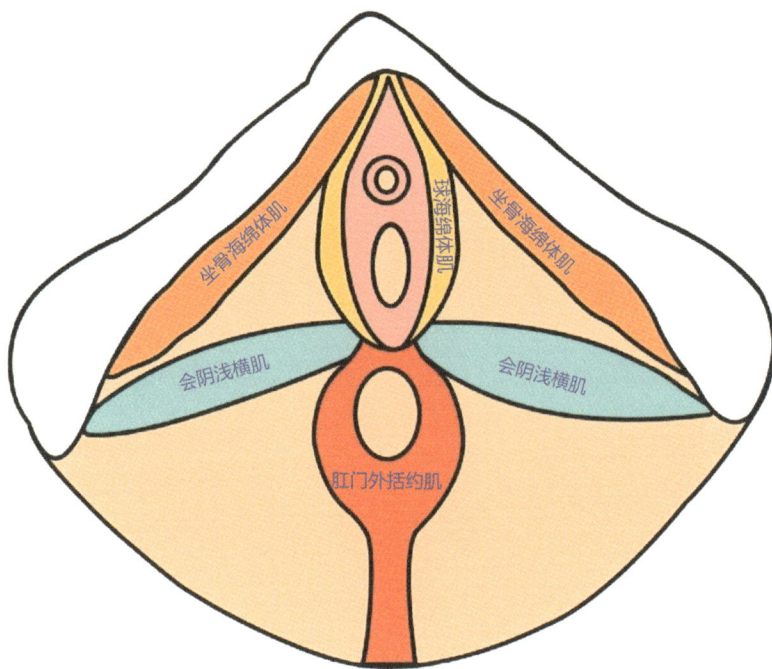

图 83　盆底浅层肌示意图

（3）沿着盆底浅层肌的每一个起点与止点进行揉、按、牵拉，慢慢增加力量至患者感到酸痛为止。每个部位训练1~2分钟。

（4）想要快速地提升力量需要进行抗阻训练，神经系统的参与也能让力量训练取得好的效果，在揉、按、牵拉过程中应充分与患者交流，告知患者手所触及的是哪一块肌肉，它在哪一个地方。

（5）随后对肌肉进行训练，在患者获得最佳感知的情况下，用手指指腹的力量对抗相应的肌肉，力量相对大一点，让患者肌肉得到最大程度的收缩，每一次收缩1~15次，之后用双倍的时间来充分放松，再进行下一步的收缩训练。我们可以分别对每一块肌肉进行抗阻快速收缩，根据患者的耐力来调整需要收缩的次数。每个部位训练1~2分钟。

第三节　快速提升盆底深层肌力量

在进行盆底深层肌肉训练前，我们不仅需要详细了解每一块肌肉的起止点，而且须准确找到骶尾关节、尾骨。

盆底深层肌位于小骨盆中，离内脏更近，这些肌肉形成一张"吊床"，支撑着盆腔器官。盆底深层肌肉附着在骨盆中口上，如图84所示。

肛提肌位于会阴体的后上部，起自耻骨尾骨肌和尾骨肌之间，止于会阴体的前面，由耻骨直肠肌、耻骨阴道肌、耻骨尾骨肌、髂尾肌组成，主要功能是支撑盆腔器官，并且将肛门往上提，辅助排便。

耻骨直肠肌起自耻骨结节内侧的耻骨上支，止于肛门外括约肌，能帮助肛门外括约肌维持肛门的紧闭状态。

耻骨阴道肌起自耻骨盆面和肛提肌腱弓的前面部分，肌纤维沿尿道及阴道两侧排列，并与尿道壁和阴道壁的肌层交织，其作用是协助缩小阴道。

耻骨尾骨肌是包绕着尿道、阴道、肛门的长"V"形肌肉，可以支持盆腔脏器、协助阴道收紧抬高、控制排尿、控制排便。

髂尾肌紧邻耻骨尾骨肌外侧，起自坐骨棘，止于尾骨，作用与耻骨尾骨肌相同。

尾骨肌位于肛提肌的后方，后端位于坐骨棘、骶骨、尾骨之间，与肛提肌一起支撑盆腔器官，并且协助排尿、排便。

我们把图中的12图标分成12个点来进行记忆，按照骨性标志与相关肌肉的方向增加记忆，也可很好地指导训练。比如，现在患者处于截石位，那么⑫点为骶尾关节方向，❻点为耻骨阴道肌、耻骨直肠肌、耻骨尾骨肌、肛提肌方向，❶、⑪点为梨状肌方向、❷、⑩点为髂尾肌方向，❸、❾点为坐骨棘方向、❹、❽点为坐骨尾骨肌方向，❺、❼点为闭孔肌方向。需要注意的是，髂尾肌与坐骨尾骨肌这两块肌肉有部分重叠。

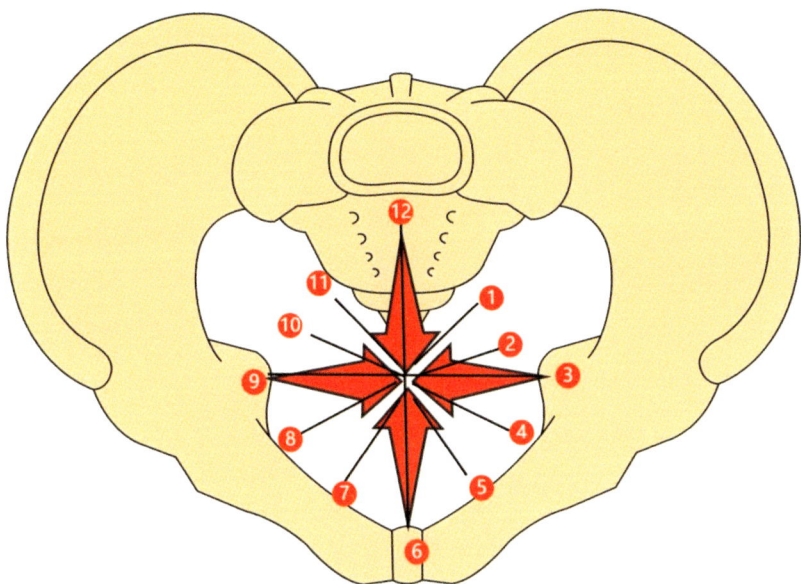

图 84　骨盆骨性标志示意图

盆底深层肌训练的具体操作如下。

（1）患者采取膀胱截石位。

（2）操作者将示指或中指放入阴道，让我们想象盆底深层肌就好像一面"钟表"，12 点是骶尾骨方向。

（3）沿着盆底深层肌的每一个起点与止点进行揉、按、牵拉，慢慢增加力量至患者感到酸痛为止。每个部位训练 1~2 分钟。

（4）想要快速地提升盆底深层肌肉的力量需要进行耐力训练，神经系统的参与也能让力量训练取得好的效果，在揉、按、牵拉过程中应充分与患者交流，告知患者手所触及的是哪一块肌肉，它在哪一个地方。

（5）随后对肌肉进行训练，将手指触摸到骶尾关节，在患者获得最佳感知的情况下，用手指指腹往尾骨方向滑行，再用力量对抗尾骨。前面我们一直提到要把尾骨想象成为一个"钓鱼钩"，用力往上拉，让患者进行最大程度的收缩，收缩的速度要求慢一点，每一次收缩约 20 次，之后用同样的时间来充分放松，再进行下一步的收缩训练。每次训练 3 ~ 5 分钟。

第十章

盆底肌力量训练

在盆底肌力量训练中，我们可能忽略了一个最重要的帮手——阴道哑铃。我们常常因为麻烦或者觉得没有必要而放弃了阴道哑铃的训练，其实正确的使用它会得到意想不到的效果。

如何正确使用阴道哑铃？刚开始训练时，需要选择一个轻的阴道哑铃来训练。

阴道哑铃的训练方法如下。

(1)将最轻的 1 号阴道哑铃外涂专用润滑膏，患者取仰卧或蹲位，将哑铃圆头一端朝前，置入阴道一个指节深度(2 cm)，随后患者站立进行收缩、放松运动。阴道开始收缩与放松运动：站立→走路→下蹲→上、下楼梯→提重物→咳嗽→跳动。

(2)收缩阴道→放松阴道→收缩阴道。

(3)收缩阴道并保持 1~5 秒→放松阴道 5 秒，再进行重复的锻炼。

每日锻炼 1~2 次，每次 15~20 分钟。如放松并做以上动作的同时阴道哑铃都不从阴道中完全脱落出来，坚持锻炼一周时间即可更换更重的阴道哑铃。从"1"号阴道哑铃训练，适应后依次换为"2""3""4"号阴道哑铃，直至"5"号阴道哑铃并保持训练。

注意不要用腰腹和臀部的力量收缩、放松。如果您采用正确的收缩方式，哑铃是会有上升的感觉的。

第二节 如何取出与消毒阴道哑铃

采取仰卧位或下蹲位，用手拉阴道外哑铃的胶绳，将阴道哑铃取出。

阴道哑铃每次使用前后必须清洗！用洗手液或沐浴露清洗。

阴道哑铃使用前不必刻意消毒，如第一次使用或长期放置未使用，请在使用前清洗干净。

阴道哑铃图片如图 85 所示。

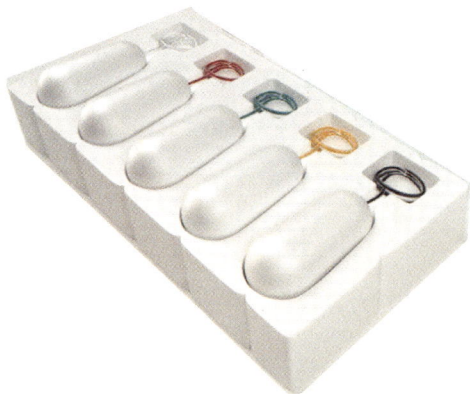

图 85 1~5 号阴道哑铃

总 结

　　虽然给大家介绍了这一套盆底肌高效训练方法，但我们需要循序渐进地去感知、想象、锻炼，才能有更大的收获，特别在里面提到很多妊娠、产后相关的问题，非常有临床价值。在生活中我们也会遇到许多盆底肌方面的问题，盆底肌康复锻炼是其中的一种有效方法。我们也可以通过多种方法来提高盆底肌训练的疗效，采用主动与被动相结合才是最出色的方案。被动地锻炼盆底肌肉是可以治疗轻、中度子宫脱垂与尿失禁的，如物理治疗。盆底肌的物理治疗是通过仿生物电刺激与磁刺激改善盆底血液循环。尤其是对于老年人而言，磁刺激是一种简单而方便的治疗方法。磁刺激仪器如图 86 所示。

　　射频（radiofrequency，RF）是一种特定频率交流变化的电磁波，具有无创性、见效快、作用面积广、

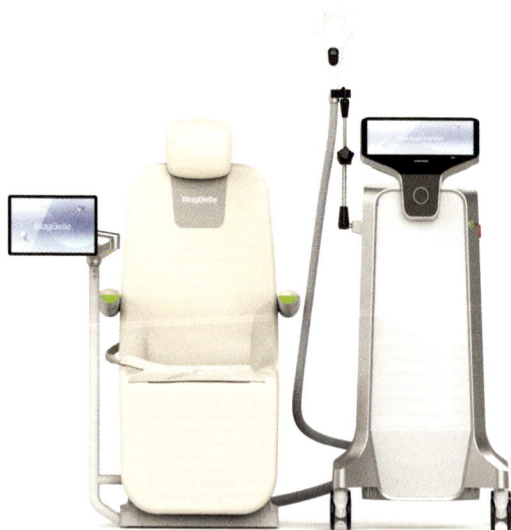

图86　磁刺激仪器

穿透性强等特点。治疗时射频主机发射射频电磁波，通过专用的电极将电磁波介入人体。射频仪器如图87所示。其作用于人体时会引起靶组织中的电子、离子定向运动及高频振动，产生电化学效应；离子相互摩擦产热至43 ℃~46 ℃，从而产生生物热效应，如图88所示。

（1）生物热效应（近期疗效）：射频电磁波均匀地穿透整个盆底及盆腔器官，激发细胞活性，当温度达到43 ℃~46 ℃时胶原蛋白线性回缩、弹性纤维重塑；通过改善盆底肌肉、筋膜和韧带的弹性及强度，提升盆膈，加强对盆腔脏器的支撑作用，从而改善盆腔脏器脱垂、各类尿失禁。通过对肌筋膜的康复，可更好地进行肌肉的收缩、增强盆底肌力量、改善阴道松弛。

（2）电化学效应（远期疗效）：射频电磁波作用于阴道壁黏膜上皮和固有层，可提升阴道壁细胞神经传导介质的活性、增加阴道壁黏膜细胞的敏感性及兴奋性、增强黏膜细胞的渗出及

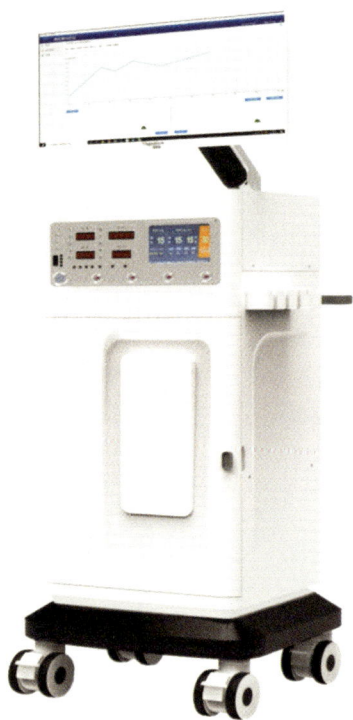

图87　射频仪器

腺体的分泌能力，从而提高女性性生活质量；使阴道壁黏膜上皮细胞变得活跃，黏膜上皮增生，阴道黏膜褶皱增多而富有糖原，糖原在阴道乳酸杆菌的作用下分解成乳酸，以维持阴道的弱酸环境；改善治疗区域的新陈代谢、促进毛细血管和神经末梢新生、增强盆腔积液和盆腔静脉淤血的吸收、改善慢性盆腔疼痛及卵巢功能；促进成纤维细胞分泌胶原蛋白和弹性蛋白，持久改善肌肉、筋膜和韧带的弹性及强度，以维持治疗效果。

髂骨
闭孔内肌
盆膈上筋膜
肛提肌
盆膈下筋膜
尿生殖膈上筋膜
会阴深横肌
尿生殖膈下筋膜
浅会阴筋膜

腹膜
子宫
子宫动脉
输尿管
阴道
坐骨直肠窝
会阴深隙
阴蒂脚
前庭球
会阴浅隙

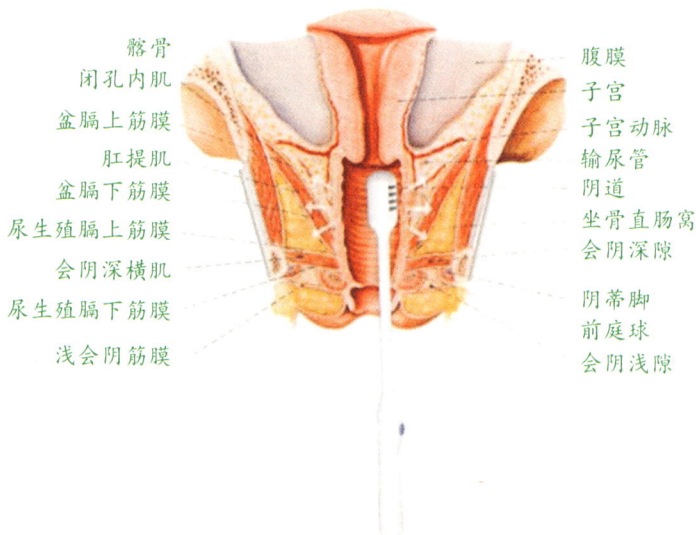

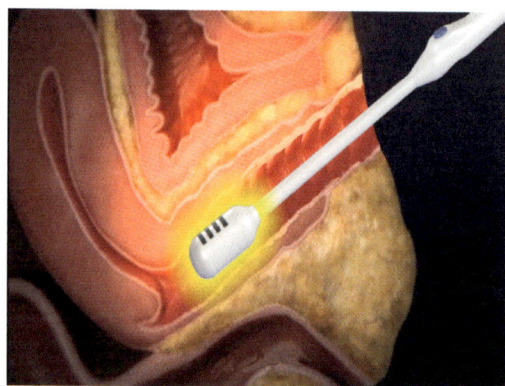

图88 射频治疗盆底肌解剖图

因治疗电极符合人体工程学，可根据患者具体情况作用于盆腔的任何部位，温度也可根据具体情况设置在43℃~46℃，在保证整体疗效的同时又能照顾患者的舒适度。由于能够实施手动个性化治疗，对于盆腔疼痛患者可针对扳机点进行精准治疗。对于第一水平缺陷的修复效果好，对膀胱膨出、子宫脱垂的疗效显著且效果维持时间久。一般一个疗程3~5次能起到很好的治疗效果。需要提醒的是：在治疗前要充分地评估，尤其是治疗尿频患者，有时尿频症状可能是由骨盆旋转导致耻骨联合处错位。

　　为什么射频治疗有时会没有效果，又或者治疗之后尿频、尿急、漏尿更加严重了呢？那是因为没有做全面的评估。

　　为什么需要全面评估呢？因为盆底肌松弛会导致漏尿、尿频，盆底肌高张也会导致漏尿与尿频。大多数人大脑里只有松弛的概念，而当看到有一点点阴道前壁脱垂时，并没有认真去触摸具体是哪一块肌肉高张，从而导致治疗没效果或者治疗失败。引起肌肉高张的原因通常有耻骨联合的错位、炎症，骶髂关节的紊乱也会引起耻骨膀胱区的问题，从而出现尿频、漏尿，如图45所示。因此，治疗师在临床中千万要做好充分的评估，避免给患者和自己造成麻烦。

　　生活中可能出现轻、中度脱垂康复治疗效果不好的患者，或者重度脱垂、尿失禁不适合手术的患者，或者不愿意手术、处于在手术过渡时的患者，以上患者都可以采用子宫托来治疗。子宫托有不同的型号，在医生的评估下选择一个适合的型号治疗也是非常不错的治疗方式，目前该方法作为盆底肌的临床一线治疗来推荐。

　　子宫托可以一次性放置一个月，放置与取出都方便。临床常用的3种子宫托如图89所示。

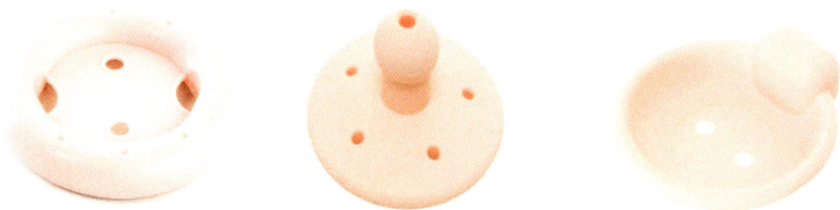

图89　临床常用的3种子宫托

　　我们对于重度的患者还可以采取手术治疗，不管选择哪一种方法，都需要充分地评估与沟通，且得到患者的同意。这其中，最重要的是离不开盆底肌的锻炼，所以在任何时期都需要认真锻炼好我们的盆底肌。

　　所有的一切需要认知，所有的锻炼需要坚持，希望通过本书，能提升大家对盆底肌训练的认知，打开盆底肌训练的思路。

参 考 文 献

[1] 卡莱·热尔曼.呼吸运动全书[M].刘菁.北京：北京科学技术出版社，2021.

[2] 黄强民，庄小强，谭树生.肌筋膜疼痛触发点的诊断与治疗[M].南宁.广西科学技术出版社，2010.

[3] Louis-Charles K, Biggie K, Wolfinbarger A, et al. Pelvic floor dysfunction in the female athlete[J]. Curr Sports Med Rep, 2019, 18(2):49-52.

[4] Romeikienė KE, Bartkevičienė D. Pelvic-floor dysfunction prevention in prepartum and postpartum periods[J]. Medicina (Kaunas), 2021, 57(4): 387.

[5] Thabet AA, Alshehri MA. Efficacy of deep core stability exercise program in postpartum women with diastasis recti abdominis: arandomised controlled trial[J]. J Musculoskelet Neuronal Interact, 2019, 19(1): 62-68.

[6] Gluppe SB, Engh ME, Bø K. Immediate effect of abdominal and pelvic floor muscle exercises on interrecti distance in women with diastasis recti abdominis who were parous [J]. Phys Ther, 2020, 100(8): 1372-1383.

[7] Liang P, Liang M, Shi S, et al. Rehabilitationprogramme including EMG-biofeedback-assisted pelvic floor muscle training for rectus diastasis after childbirth: a randomised controlled trial[J]. Physiotherapy, 2022, 117: 16-21.

[8] Leonardo K, Seno DH, Mirza H, et al. Biofeedback-assisted pelvic floor muscle training and pelvic electrical stimulation in women with overactive bladder: A systematic review and meta-analysis of randomized controlled trials[J]. Neurourol Urodyn, 2022, 41(6): 1258-1269.

[9] Maleki M, Bahadoran P, Shekarchizadeh P. Effect of core stability training on

postpartum mother's sexual desire［J］. Iran J Nurs Midwifery Res，2023，28（1）：105-109.

［10］Zhang C，Yang X，Zhao Y，et al. Acupuncture for postpartum diastasis recti abdominis and its effects on abdominal circumference，separation distance of rectus abdominis ［J］.Zhongguo Zhen Jiu，2024，44（2）：139-143.

［11］Kharaji G，ShahAli S，Ebrahimi Takamjani I，et al. Ultrasound assessment of the abdominal，diaphragm，and pelvic floor muscles during the respiratory and postural tasks in women with and without postpartum lumbopelvic pain：a case-control study［J］. Int Urogynecol J，2023，34（12）：2909-2917.

［12］曹莉.产妇的必修课——盆底肌修复［J］.中医健康养生，2024，10（03）：67-69.

［13］赖碧炜，陈音，沈速群，等.产后运动康复结合盆底电刺激对产后盆底肌功能的影响 ［J］.中国现代药物应用，2023，17（24）：161-164.

［14］孙萍，孙苗，赵艳芳.骨盆运动对孕晚期初产妇分娩结局的影响［J］.贵州医药，2023，47（12）：1902-1903.

［15］屈维，晏荣华.基于家属赋权的孕期管理结合孕晚期骨盆运动对初产妇分娩自我效能感及恐惧情绪的影响［J］.临床医学研究与实践，2023，8（36）：158-161.

［16］金鹏，曹莉.孕产瑜伽对孕产妇产后盆底肌康复的临床效果研究［J］.九江学院学报（自然科学版），2023，38（4）：104-106.

［17］马誉铷.盆底Kegel训练联合肌电生物电刺激治疗产后盆底肌损伤的疗效观察 ［J］.中国冶金工业医学杂志，2023，40（6）：731.

［18］朱素红.盆底、骶神经磁刺激联合肌筋膜手法按摩治疗女性慢性盆腔痛患者的效果 ［J］.中国民康医学，2023，35（21）：40-43.

［19］谢君.康复治疗仪联合骨盆运动治疗女性盆底功能障碍性疾病的效果［J］.基层医学论坛，2023，27（29）：33-35.

［20］勾明月，李云芳，王小燕.盆底电刺激联合盆底肌训练治疗围绝经期女性盆底功能障碍疾病的效果及对盆底肌肉功能的影响［J］.中国妇产科临床杂志，2023，24（5）：522-523.

［21］孙婷.产后盆底肌运动疗法在产后盆底功能障碍产妇中的应用效果［J］.妇儿健康导刊，2023，2（16）：100-102.

[22] 吴英日，李赫男，王芳，等.康复治疗仪联合凯格尔运动对产后盆底功能障碍性疾病初产妇盆底肌功能的影响[J].中国实用医药，2023，18(16)：156-158.

[23] 张香霞，朱近阳，范瑞.初产妇孕晚期骨盆运动联合音乐分娩产前培训的效果[J].江苏卫生保健，2023，25(4)：252-254.

[24] 钱巧俏.本体感觉训练配合生物反馈电刺激对产后盆底肌功能及性功能的影响[J].现代电生理学杂志，2023，30(2)：102-105.

[25] 李金凤，刘文萍，杨辉平.Kegel运动训练联合盆底肌电刺激应用于产后Ⅰ度子宫脱垂病人的效果[J].全科护理，2023，21(13)：1786-1788.

[26] 刘永鑫，周春燕，花香.基于视频咨询的WAFF运动在初产妇产后盆底肌恢复中的应用效果[J].妇儿健康导刊，2023，2(6)：85-87.

[27] 洪莉，何勇.盆底康复治疗电生理机制[J].中国计划生育和妇产科，2023，15(1)：11-14.

[28] 赵颖慧，李丛.凯格尔运动训练联合生物反馈电刺激治疗对顺产妇盆底肌早期康复的影响分析[J].贵州医药，2022，46(10)：1562-1564.

[29] 胡盛君，朱立波，徐陈雪.妊娠晚期盆底肌功能锻炼联合产后神经肌肉电刺激对产妇盆底功能恢复效果[J].中国计划生育学杂志，2022，30(10)：2289-2293.

[30] 陈锋萍.骨盆底肌肉运动联合盆底肌磁电治疗产后盆底功能障碍对盆腔器官脱垂程度的改善[J].吉林医学，2022，43(8)：2220-2223.

[31] 张云静.盆底修复仪联合Kegel运动及康复护理干预对女性盆底功能障碍患者盆底肌纤维的影响[J].医疗装备，2022，35(13)：161-163.

[32] 熊晓彦.盆底肌运动结合生物反馈电刺激治疗产后尿失禁的探讨[J].中国卫生标准管理，2022，13(11)：105-108.

[33] 李金耿，张艳萍.人体呼吸运动模型的制作与使用[J].生物学教学，2022，47(7)：41-42.

[34] 陈益琦，周伟伟，虞佳瑜，等.盆底肌康复训练配合瑜伽运动在改善产后压力性尿失禁患者消极情绪和康复依从性中的应用[J].中国妇幼保健，2022，37(7)：1193-1196.

[35] 肖海燕，李玉英，刘伟武.骨盆摇摆运动在分娩中的应用进展[J].中国医药科学，2022，12(4)：43-45.

［36］卓芸巧，李文娟，陈芸芸，等.盆腔器官脱垂患者的盆底肌电生理特征分析［J］.现代实用医学，2022，34（2）：185-187.

［37］唐卉，谢小青，李梅.穴位点压联合盆底肌电刺激与腹式呼吸运动疗法对缓解初产妇性交痛的效果研究［J］.黑龙江中医药，2022，51（1）：346-348.

［38］屈勤芳，张蓓蓓，张洁.普拉提联合凯格尔盆底康复训练对产后盆底肌功能及性功能的影响［J］.中国性科学，2022，31（1）：121-124.

［39］茹珺.孕晚期骨盆运动对初产妇产力、产道、胎儿等分娩要素及妊娠结局的影响［J］.临床研究，2021，29（12）：192-195.

［40］胡海燕，张美，刘静，等.产后早期盆底肌电生理检测状况与前腔室功能康复的意义［J］.中国妇幼保健，2021，36（12）：2693-2697.

［41］闫瑞忠，郭志坚，韩树峰.脊柱骨盆运动单位矢状位平衡与髋关节功能相关性的研究进展［J］.中国骨与关节损伤杂志，2021，36（5）：555-557.

［42］陈晓丹，李小银，黄少华，等.凯格尔运动训练联合生物反馈电刺激治疗对顺产妇盆底肌早期康复的效果研究［J］.中国妇幼保健，2020，35（24）：4661-4664.

［43］陈抒昊，孙武权，杨嘉心.脊柱与呼吸运动相关性研究综述［J］.中华中医药杂志，2019，34（11）：5334-5336.

［44］刘晓维.产后骨盆底肌恢复训练的运动方案研究［J］.当代体育科技，2019，9（19）：63.

［45］刘美.浅谈骨盆倾斜症运动康复方法［J］.体育世界（学术版），2019，（5）：159-160.

［46］蔡小桃，许怀通，陈可谊.电生理技术在女性盆底疾病中的应用分析［J］.临床医学工程，2019，26（4）：437-438.

［47］吴玥，李文娟，沈凤贤，等.盆底电生理评估在产后盆底功能障碍中的应用［J］.中国妇幼保健，2019，34（7）：1538-1542.

［48］朱卫琴，胡雯婷.骨盆运动联合盆底肌电刺激治疗产后盆底功能障碍及性功能恢复［J］.中国计划生育学杂志，2018，26（12）：1192-1195.

［49］吴君梅.盆底康复锻炼对产妇盆底肌肉肌电活动及盆底功能的影响［J］.中国康复，2018，33（2）：126-129.

［50］王晓光，魏勇.电生理技术在女性盆底疾病领域的应用［J］.中国计划生育和妇产科，

2016, 8（8）：15-16.

[51] 葛环，谭容容，常小霞，等.盆底肌电生理参数在女性压力性尿失禁中预测价值的探讨[J].中国妇幼健康研究，2015，26（6）：1162-1165.

[52] 陈蕙.产后盆底肌锻炼对产妇盆底肌康复的效果[J].中国计划生育和妇产科，2015，7（11）：50-52.

[53] 李俭莉.骨盆运动对改善女性性功能的疗效观察[J].中国妇幼保健，2011，26（33）：5137-5139.

[54] 吴文华，林晓聪.妊娠相关骨盆痛患者的行走步态与运动协调[J].中国组织工程研究与临床康复，2010，14（24）：4439-4444.

[55] 康玉华.产后运动[J].冰雪运动，1981，（2）：21-22.

图书在版编目(CIP)数据

感知与呼吸：高效训练盆底肌必读／谭快玲，李翠英，祖月娥主编. —长沙：中南大学出版社，2024.6

ISBN 978-7-5487-5760-3

Ⅰ. ①感… Ⅱ. ①谭… ②李… ③祖… Ⅲ. ①女性－骨盆底－功能性疾病－诊疗 Ⅳ. ①R711.5

中国国家版本馆 CIP 数据核字(2024)第 064526 号

感知与呼吸——高效训练盆底肌必读

GANZHI YU HUXI——GAOXIAO XUNLIAN PENDIJI BIDU

谭快玲　李翠英　祖月娥　主编

□出 版 人	林绵优	
□责任编辑	代 琴	
□封面设计	颜 芳	
□责任印制	唐 曦	
□出版发行	中南大学出版社	
	社址：长沙市麓山南路	邮编：410083
	发行科电话：0731-88876770	传真：0731-88710482
□印　　装	湖南鑫成印刷有限公司	

□开　　本	710 mm×1000 mm 1/16	□印张 8.75	□字数 121 千字
□版　　次	2024 年 6 月第 1 版	□印次 2024 年 6 月第 1 次印刷
□书　　号	ISBN 978-7-5487-5760-3	
□定　　价	128.00 元	